Bains
et
douches de vapeurs.

NOTICE

SUR LES

BAINS ET DOUCHES

DE VAPEURS.

NOTICE

SUR LES

BAINS ET DOUCHES

DE VAPEURS,

ETABLIS A PERPIGNAN,

Par M. Carcassonne,

DOCTEUR EN MÉDECINE, MEMBRE CORRESPONDANT DE LA SOCIÉTÉ
ACADÉMIQUE DE MÉDECINE DE MARSEILLE, DE LA SOCIÉTÉ
CHIRURGICALE D'ÉMULATION, *etc.*, *etc.*

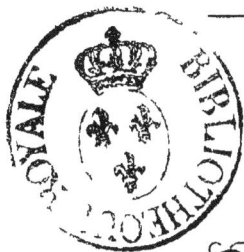

A Perpignan,

CHEZ J. ALZINE, IMPRIMEUR DU ROI.

1827.

INTRODUCTION.

LES bains de vapeurs ont été de tous les
tems considérés comme un puissant moyen
de conserver la santé et de rémédier aux
maladies. Les anciens peuples, qui en con-
naissaient déjà tout le prix, en faisaient un
fréquent usage ; c'était sur-tout dans le
but d'entretenir la propreté et la souplesse
de la peau, de prévenir les altérations de
cet organe qu'ils y avaient recours. Ils leur
reconnaissaient également le précieux avantage de guérir plusieurs maladies. Mais l'im-
perfection, ou plutôt le manque d'appareils
convenables pour administrer les vapeurs
composées , les forçait à restreindre l'usage
de cette méthode au petit nombre de cas
où les vapeurs simples suffisent. Ainsi, par
exemple, ils devaient s'interdire l'emploi des
fumigations sulfureuses, qui sont très-effi-
caces contre les dártres, parce que , ne con-
naissant pas le moyen de garantir les organes respiratoires de leur action, ceux-ci en
étaient gravement affectés. A mesure que les

modes d'administration se sont améliorés,
l'emploi des vapeurs est devenu plus étendu,
et aujourd'hui qu'ils sont portés à un haut
degré de perfection, et qu'ils ne présentent
aucun des inconvéniens qu'on leur avait jus-
tement reprochés, les médecins de tous les
pays en recommandent fréquemment l'usage,
et obtiennent, par leur secours, des guérisons
nombreuses, souvent inespérées, de maladies
qui avaient résisté à tous les autres moyens
thérapeutiques connus.

C'est principalement à M. le docteur Rapou,
célèbre médecin de Lyon, que la science est
redevable de la perfection des appareils dont
nous nous servons aujourd'hui. Leur méca-
nisme ingénieux permet d'employer toute
espèce de vapeurs sans aucun danger pour le
malade, puisqu'il ne les respire pas; de graduer
'la température du bain à volonté; enfin,
d'administrer les vapeurs sous forme de douches. De ces trois grandes et principales amé-
liorations, la première avait été entrevue,
mais n'avait pas été entièrement atteinte avant
M. Rapou; les deux autres sont entièrement
dues au génie de ce médecin (1), qui, en

_____

(1) Des commissions médicales nommées par M. le

outre , a publié un ouvrage *ex professo* sur

Préfet du Rhône, et par Son Exc. le Ministre de l'Intérieur, ont fait le plus grand éloge des appareils de
M. Rapou : je vais citer quelques passages de leurs rapports.

Extrait du rapport de la commission médicale , nommée
par M. le Préfet du Rhône.

« La machine de M. Rapou, comparée à celle de
» ses prédécesseurs, est une machine toute nouvelle;
» elle lui donne des droits incontestables à la recon-
» naissance publique, à la protection de l'autorité, et
» lui assure le titre d'inventeur.... Elle est on ne peut
» mieux conçue, parfaitement exécutée, et très-propre
» à remplir tous les usages auxquels son inventeur l'a
» destinée ; c'est-à-dire, à administrer par encaisse-
» ment de la moitié du corps ou jusqu'au cou, les
» bains de vapeurs humides, simples ou composées,
» et les fumigations sèches, diverses, ainsi que les
» douches de vapeurs simples et composées. Elle réunit
» tous les avantages des appareils à vapeur inventés
» jusqu'à ce jour ; elle est la plus parfaite et la plus
» complète que l'on connaisse en ce genre....
» L'expérience a proclamé, depuis long-tems, les
» cures admirables opérées par les bains de vapeurs
» sèches ou humides, soit simples, soit composées.
» Ils sont particulièrement efficaces contre les maladies
» de la peau, les rhumatismes, les engorgemens des
» glandes, les tumeurs blanches, *etc.* »

Extrait du rapport de la commission nommée par Son Exc.
le Ministre de l'Intérieur.

La commission, après avoir fait le parallèle des divers
appareils connus, s'exprime ainsi :

« Celui de M. Rapou, est d'un service commode ;
» il présente plus de moyens curatifs, réunis à plus
» d'élégance et à plus de facilité pour graduer la chaleur
» à donner dans l'intérieur de la boîte à chaque indi-
» vidu, selon son tempérament, sa force, sa mala-
» die, *etc.....*

cette matière (1). Cet ouvrage, riche d'un

> » Nous regardons l'appareil dont nous sommes chargés
> » de vous rendre compte, comme plus complet, et
> » d'un usage qui sera toujours préféré par tous ceux
> » qui en auront le choix.... Il est digne de fixer
> » l'attention de Votre Exc., à cause de ses avantages
> » nombreux.
>
> » Dans l'état actuel de nos connaissances, un éta-
> » blissement fumigatoire tel que celui de M. Rapou,
> » est indispensable à Lyon. »

Signés, LEROUX, *président*, *doyen de la faculté de méde-*
cine ; HALLÉ, THÉNARD, ROYER-COLARD, *professeurs ;* et
DARCET, *rapporteur.*

Extrait de la lettre de Son Excellence,

A M. RAPOU, *etc.,*

MONSIEUR,

« La commission, que j'avais chargée de l'examen de
» l'appareil fumigatoire que vous avez inventé, vient
» de me faire son rapport sur les résultats de cet exa-
» men.

» La commission reconnaissant la supériorité marquée
» de votre appareil, les conclusions de son rapport sont
» à peu près conformes à vos demandes, dont M. le
» Préfet du Rhône m'a donné connaissance ; je suis
» disposé à les adopter.... Je lui ai en même-tems
» fait connaître que j'accueillirai avec plaisir les propo-
» sitions qu'il serait dans le cas de me soumettre en
» votre faveur.

« Je me plairai toujours à encourager et à protéger
» les procédés qui, comme celui dont vous êtes l'auteur,
» offrent de nouveaux secours à l'humanité. »

Agréez, Monsieur, l'assurance de ma considération.

Le sous-secrétaire d'État au département de l'Intérieur,

Signé, BECQUEY.

(1) Traité de la méthode fumigatoire ou de l'emploi
médical des bains et douches de vapeurs. *Paris,* 1824,
2 vol. *in-8.*

grand nombre d'observations, a fait placer à juste titre son auteur au premier rang des médecins de notre époque. On y trouve exposées avec clarté les règles d'après lesquelles on doit administrer ces sortes de bains, et les circonstances dans lesquelles on peut les employer avec succès. J'y ai puisé des détails que mon expérience ne pouvait pas me fournir, et que je n'aurais pu trouver ailleurs par rapport au manque d'ouvrages sur cette matière; c'est là aussi que j'ai trouvé le plus grand nombre des observations dont je publie un résumé en rapport avec la nature de ce travail.

Mon établissement fumigatoire, est formé d'après celui de M. Rapou qui a bien voulu m'aider de ses conseils et de ses lumières pour l'établir d'après ses principes. C'est son architecte lui-même qui en a tracé le plan de distribution, tandis que son mécanicien en a construit tous les appareils, et est venu lui-même les placer et les mettre en activité devant nous.

J'ai formé un système complet de fumigation, c'est-à-dire, que j'ai réuni dans un même local l'ensemble des secours qu'offre la mé-

thode fumigatoire ; de sorte que j'ai des appareils différens pour toute espèce de vapeur
sèche et de vapeur humide, pour les bains
généraux à l'orientale et les bains partiels ;
j'en ai aussi pour toute espèce de douche.
Je n'ai rien négligé pour atteindre le but que
je devais me proposer, celui de faire jouir
mes compatriotes d'un nouveau genre de secours contre la plupart des maladies graves
dans lesquelles les méthodes ordinaires de
traitement sont le plus souvent employées
sans succès.

La notice que je publie contient des consi-
dérations générales sur les effets des différentes espèces de bains de vapeurs, sur les
cas où ils peuvent être employés avec succès
et sur leur mode d'administration. Je donne
ensuite la description de mon établissement
fumigatoire.

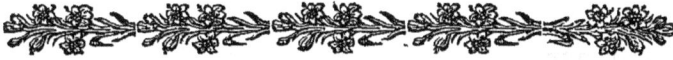

PREMIÈRE PARTIE,

CONSIDÉRATIONS GÉNÉRALES SUR LES BAINS ET DOUCHES DE VAPEURS.

La surface extérieure du corps, est enveloppée par la peau qui est une membrane dense, élastique, résistante, qui se moule à toutes les saillies, à tous les contours que cette surface représente; intérieurement le corps est revêtu d'une seconde membrane qui tapisse toute l'étendue des voies alimentaires , et qui est désignée sous le nom de membrane muqueuse par rapport à la nature de sa sécrétion.

Ces deux membranes ont en commun les pro_priétés suivantes : 1.º elles protègent les organes sous-jacens du contact immédiat des agens extérieurs; 2.º elles sont perméables; 3.º elles absorbent les substances liquides ou gazeuses qui sont mises en contact avec elles; 4.º elles servent d'émonctoire aux humeurs , en laissant exhaler une partie des résidus de la nutrition et des autres sécrétions; 5.º elles constituent les seules voies par lesquelles on fait pénétrer les médicamens dans le torrent de la circulation. Mais elles diffèrent essentiellement par leur mode de sensibilité , par leurs rapports avec les organes sous-jacens et par l'importance de leurs fonctions.

La membrane muqueuse est douée d'une sensibilité plus grande , est en contact immédiat avec les organes essentiels à la vie, tels que l'estomac, le foie, *etc.*, et contribue à l'exercice de la nutrition qui est une fonction essentiellement liée a l'existence de l'individu. La peau , moins sensible, n'est en rapport avec les organes essentiels que d'une manière éloignée, et remplit une fonction moins importante. De cette sensibilité plus grande et de ces divers rapports avec les organes voisins , il résulte que la membrane interne est très-sujette à contracter des maladies qui sont d'autant plus dangereuses qu'elles entravent la digestion et par conséquent la nutrition de l'individu. Cette seule considération semblerait devoir faire proscrire à jamais l'administration à l'intérieur des remèdes irritans, capables de produire de pareils désordres. Cependant les médecins, persuadés que la force d'absorption est plus grande à la membrane muqueuse, ont souvent préféré cette dernière voie dont ils ont cru pouvoir éviter les inconvéniens en subdivisant les doses du remède. S'ils ont souvent réussi par cette méthode, ils ont aussi reconnu qu'elle n'était pas d'une application générale; et dans bien des cas , ils ont eu à déplorer les dangers de ce mode d'administration, qui a entraîné à sa suite les lésions les plus graves. Pour éviter d'aussi fâcheux inconvéniens, on a cherché à faire pénétrer les remèdes par la peau, soit à l'aide des frictions, ce qui constitue la méthode *Iatraleptique* (1), soit en mettant en contact immédial avec l'organe cutané les substances médicamenteuses réduites en vapeurs, c'est ce qu'on nomme *l'Atmidiatrique* (2).

Comme toutes les autres découvertes utiles, *l'Atmidiatrique* a eu ses zélés partisans et ses détracteurs. Les premiers, entraînés par l'enthousiasme qu'excite l'étude de cette partie de la thérapeutique, ont prétendu qu'elle devait être d'une application générale; de ce nombre est Sanchez, médecin portugais, qui dit que « si l'on croit qu'il existe un remède commode et si efficace qui puisse guérir tous les maux dont les hommes sont souvent attaqués, ce n'est que dans les bains de vapeurs qu'il faut le chercher. » Les autres blâment, condamnent même l'usage d'une médication qu'ils ne connaissent seulement pas ou qu'ils ne veulent pas se donner la peine d'étudier. Mais il est une autre classe de méde-

(1) *Iatraleptiké*, de *Iatreuo*, je guéris, et *Aleipho*, j'oins.

(2) De *Athmos*, vapeur, et *Iatriké*, médecine.

cins, qui, exerçant leur état avec toute la délicatesse et toute la dignité convenables, se font un devoir de suivre les progrès de la science , d'étudier les découvertes récentes et de les adopter après un mûr examen, s'ils les reconnaissent utiles. Ceux-ci se sont tous prononcés en faveur de la méthode fumigatoire dont ils ont reconnu les précieux avantages contre une foule de maladies ; et d'ailleurs, comme le dit M. Gilibert, dans son compte rendu des travaux de la société de médecine : « quand une méthode est réellement très-efficace, elle ne peut manquer de se propager malgré les petites résistances de l'intérêt personnel et de l'ignorance. Telle est la thérapeutique des bains de vapeurs déjà adoptés dans la plupart des grandes villes, et dont l'expérience a suffisamment publié les bienfaits. »

Pour donner une idée exacte de l'utilité des vapeurs, nous allons d'abord indiquer leurs effets sur l'économie animale, nous les considérerons ensuite sous le double rapport hygiénique et médical.

CHAPITRE I.er

EFFETS DES VAPEURS SUR L'ÉCONOMIE.

L'USAGE des bains de vapeurs remonte à la plus haute antiquité. Les Grecs et les Romains en faisaient un fréquent usage, et successivement tous les peuples y ont eu recours jusqu'à nos jours. Les premiers établissemens, spécialement destinés à cet objet, se sont formés chez les Grecs ; ils consistaient en des appartemens clos qu'on désignait sous le nom d'étuves. Ces appartemens étaient construits, selon Vitruve, sur une espèce de four dont la voûte dans un état presque continuel d'incandescence, les échauffait fortement, et maintenait en ébullition de l'eau contenue dans des vases placés dessus. Le plancher des appartemens était à une certaine distance de cette voûte ; il était percé à jour pour y laisser parvenir la vapeur. Chaque appartement était garni tout autour de gradins où l'on s'asseyait. Dans quelques uns, une seule chaudière était établie sur la voûte et un esclave en levait de tems en tems le couvercle pour laisser pénétrer la vapeur dans l'étuve au haut de laquelle on avait disposé une grande soupape ou bouclier que l'on ouvrait à volonté, soit pour renouveler la vapeur ou pour en chasser une partie au dehors lorsqu'elle était à une température trop élevée.

Les Indiens, les Turcs, les Égyptiens ne pénétrent dans les leurs qui sont de belles salles richement décorées, qu'après s'être, pour ainsi dire, habitués à la chaleur en passant par plusieurs chambres successivement plus échauffées; ils s'y couchent sur des tapis ou lits de repos, et reçoivent ainsi la vapeur fournie par de l'eau chaude qui coule continuellement dans de vastes bassins de marbre; là des esclaves les frictionnent avec des pommades embaumées, les massent (1) les épilent, les parfument avec soin, puis les conduisent dans des cabinets où ils se reposent en fumant la pipe, en prenant le sorbet ou le café Moka.

Les étuves des autres peuples sont analogues à celles que nous venons d'indiquer, elles consistent toutes en des appartemens chauffés à un

---

(1) Le massage, consiste à exercer des pressions douces et ménagées sur différentes parties du corps, principalement sur les membres. Ces pressions méthodiques sont très-propres à rétablir l'activité de la circulation, à donner de la force et de l'agilité, a résoudre les engorgemens, *etc.*

certain

certain degré de température que l'on remplit de vapeur, soit en tenant de l'eau en ébullition, soit en la faisant vaporiser sur des cailloux fortement chauffés.

Les vapeurs produisent des effets différens suivant qu'elles sont simples ou composées, qu'elles sont humides ou sèches, qu'elles enveloppent tout le corps ou qu'une partie seulement est soumise à leur action.

§. I.er *Des Vapeurs simples.*

Ces vapeurs sont formées par l'air atmosphérique chauffé à un certain degré de température, ou par l'eau réduite en vapeurs. Dans le premier cas la vapeur est dite sèche, dans le second elle est appelée humide.

A. BAIN GÉNÉRAL DE VAPEURS SÈCHES.

Lorsque tout le corps est enveloppé dans une vapeur sèche, cette vapeur produit à une temperature de 28 à 32 degrés (thermomètre de Réaumur) les effets suivans : une chaleur bien prononcée se répand sur tout le corps, la respiration devient un peu précipitée, la peau s'échauffe, se colore, le pouls est plus fréquent et plus plein. Une douce moiteur se manifeste ; bientôt après la transpiration s'établit et devient abondante si la chaleur est à 32 degrés. Lors-

B

que la transpiration tarde à s'établir, la respiration devient plus accélérée, l'individu éprouve une sorte de malaise avec picotement à la peau.

Le bain de vapeur sèche ne peut dans aucun cas être administré à une température plus élevée que celle que nous venons d'indiquer. En sortant de la chambre du bain, l'individu peut se coucher dans un lit chaud; par ce moyen il favorise la transpiration, qui devient encore plus abondante, et qui amène une détente dans tout le système et un calme plus ou moins grand. Mais ce bain dans lequel le malade respire la vapeur dont il est entouré, ayant l'inconvénient d'irriter le poumon, n'est guère plus en usage aujourd'hui; on lui substitue, avec avantage, le bain de vapeurs sèches par encaissement.

B. Bain de vapeurs sèches par encaissement et a mi-corps.

Dans le bain de vapeurs sèches par encaissement, tout le corps, excepté la face, est plongé dans la vapeur. Il est administré dans une baignoire particulière dont nous donnerons la description plus bas.

Lorsque le malade ne respire pas la vapeur dont il est entouré, il peut supporter un degré de température beaucoup plus élevé sans éprouver une sensation de chaleur aussi grande. Dans cette espèce de bain chauffé à une température de 4o degrés, la chaleur est à peine sensible ; cependant la peau s'échauffe, le visage se colore légèrement, le pouls devient un peu plus fréquent et plus plein ; au bout d'un certain tems une douce moiteur se manifeste : c'est cette température, au moins pour les vapeurs sèches, qui est la plus favorable à l'absorption. Si l'on veut légèrement exciter l'irritabilité de la peau, activer ses fonctions, et agir sympathiquement sur quelque organe profond, on augmente encore la température de 4 à 5 degrés.

Lorsque le corps n'est plongé dans un bain sec que jusqu'à la ceinture, on peut élever la température jusqu'à 55 degrés. On observe alors les phénomènes suivans : la sueur se manifeste également sur toutes les parties du corps, et même quelquefois plus promptement sur celles qui ne sont pas renfermées dans la boîte, pourvu toutefois qu'elles soient soigneusement enveloppées et préservées du contact de l'air. Les circulations générale et capillaire, les fonctions de la peau sont également stimulées. Le bain à mi-corps est toujours préférable, lorsqu'on a à faire à un tempérament sanguin, à une personne irritable, ou lorsqu'on veut agir sur les parties inférieures.

C. Bain général de vapeurs humides.

Dans les bains généraux de vapeurs, administrés à une température de 27 à 33 degrés du thermomètre de Réaumur ou de 34 à 41, centigrade, la chaleur extérieure est légèrement augmentée, et se met en équilibre avec celle des parties profondes; la peau se ramollit, semble s'épanouir, se gonfle sensiblement, ainsi que le tissu cellulaire sous-jacent; les lames de l'épiderme se soulèvent, les pores s'ouvrent, et une douce transpiration s'établit sur tout le corps. Le pouls est plus accéléré et plus plein; la respiration plus fréquente sans être laborieuse; la personne éprouve une légère propension au sommeil et un sentiment de quiétude et de bien-être indicible. Ce sentiment se prolonge au delà du bain, au sortir duquel on se sent délassé, calme, rafraîchi, plus dispos et plus léger. Toutes les fonctions s'exercent avec plus d'aisance et de régularité; il semble qu'il existe plus d'harmonie entre les divers organes et que les forces vitales sont mieux réparties (1).

Savary, pendant son séjour en Égypte, ayant plusieurs fois fait usage de bains de vapeurs, est celui de tous les auteurs modernes qui trace, d'après

_____

(1) Rapou , ouv. cit.

sa propre expérience, le tableau le plus vif, le plus animé, le plus complet de leurs effets immédiats. « Sorti d'une étuve où l'on était environné d'un brouillard chaud et humide, et où la sueur ruisselait de tous les membres, transporté dans un appartement spacieux et ouvert à l'air extérieur, la poitrine se dilate et l'on respire avec volupté. Parfaitement massé et comme régénéré, on sent un bien-être universel. Le sang circule avec facilité et l'on se sent soulagé d'un poids énorme. On éprouve une souplesse, une légèreté jusqu'alors inconnue. Il semble que l'on vient de naître et que l'on vit pour la première fois. Un sentiment vif de l'existence se répand jusqu'aux extrémités du corps. Tandis qu'il est livré aux plus flatteuses sensations, l'âme qui en a la conscience, jouit des plus agréables pensées. L'imagination, se promenant sur l'univers qu'elle embellit, voit partout de rians tableaux, partout l'image du bonheur. Si la vie n'est que la succession de nos idées, la rapidité avec laquelle la mémoire les retrace alors, la vigueur avec laquelle l'esprit en parcourt la chaîne étendue, ferait croire que dans les deux heures du calme délicieux qui suit les bains, on vit un grand nombre d'années. » (1)

_____

(1) Savary, lettres sur l'Egypte et sur la Grèce.

D. Bains de vapeurs humides par encaissement.

Dans cette espèce de bains, tout le corps, excepté la face, est plongé dans la vapeur : il produit, à une température de 3o à 35 degrés, une impression de chaleur agréable, qui est bientôt suivie d'une douce transpiration uniformément répartie sur tout le corps. La respiration se maintient dans l'état naturel. Outre ces effets locaux, les vapeurs humides s'insinuent par les extrémités béantes des vaisseaux inhalans qui s'ouvrent à sa surface, excitent leurs tuniques, augmentent le mouvement des liquides et la souplesse des organes. Elles provoquent bien plus promptement la transpiration que les vapeurs sèches, mais cette exhalation est, toutes choses égales d'ailleurs, beaucoup moins abondante et persiste moins long-tems après l'usage du bain.

A cette douce température, la vapeur humide produit une détente générale ou l'effet calmant si utile dans toutes les affections irritatives, les phlegmasies aiguës, *etc.* « La vapeur de l'eau, soit seule, soit tenant en dissolution quelques principes mucilagineux, et dirigée sur toute l'organisation ou sur une de ses parties, peut, au lieu d'exciter, produire un effet immédiatement relâchant : c'est ce qui arrive lorsqu'on l'administre à une très-douce température. » (*Hallé* et

Nysten, article *fumigations*, du dictionnaire des sciences médicales.)

Mais lorsque la température est plus élevée, et sur-tout lorsqu'on n'y a pas été conduit par degrés, alors, excepté le resserrement de la peau, l'état d'éréthisme et d'astriction, la concentration momentanée du pouls, *etc.*, la vapeur humide détermine tous les effets de la chaleur sèche, mais ils persistent moins long-tems après leur action.

« Il semblerait qu'au sortir d'un bain de vapeurs très-chaudes, on dût être sensible à l'action du moindre froid , mais l'expérience prouve qu'après une vive excitation, qui double la vie en accélérant de beaucoup la circulation générale, et lorsque le mouvement de réaction du centre à la circonférence est fortement établi, on peut s'exposer à un froid très-rigoureux, sans en éprouver d'impressions désagréables ni la moindre incommodité. Aussi est-ce par cette raison que les Russes se plongent impunément dans la neige ou l'eau à la glace, en sortant d'une étuve de 4o à 5o degrés de Réaumur. Ce fait peut tranquilliser ceux qui craindraient quelques résultats fâcheux de l'impression de l'air à la suite d'un bain de vapeur pris dans une saison froide » (1).

_____

(1) Rapou, ouv. cit.

E. Douches de vapeurs.

Les douches de vapeurs données à une température modérée, déterminent, à la partie de la peau sur laquelle elles sont dirigées, une chaleur très-prononcée; cet organe se gonfle, s'épanouit, jouit d'une plus grande activité, il s'y fait une plus grande affluence de sucs, la circulation y est plus active. Si la température de la douche est augmentée, la peau devient rouge, douloureuse, accroît sensiblement de volume et devient le siége d'un mouvement fébrile plus ou moins remarquable. C'est une véritable inflammation qu'on ne provoque jamais que sur une partie limitée : cet effet immédiat est ce qu'on appelle *rubéfaction*. Si la température de la douche est plus élevée, la sérosité abonde en quantité vers l'épiderme qui se soulève et se sépare de la peau en formant une ampoule ou phlyctaine : c'est ce qu'on nomme *vésication*. Pour peu qu'on prolonge alors l'action de la douche, le derme s'épaissit, augmente de cohésion et se désorganise : c'est ce qu'on nomme *escarrification*.

Les douches de vapeurs, dont on peut toujours à volonté modifier l'action, sont sur-tout très-utiles lorsqu'on veut exciter fortement l'action vitale sur une certaine étendue de la peau, et particulièrement dans quelques régions où il pourrait être difficile et même dangereux de l'entreprendre par les moyens ordinaires, tels que les frictions alcalines, les épispastiques, l'insolation, la chaleur sèche et autres rubéfians.

§. II. *Des Vapeurs composées.*

Les vapeurs, soit sèches, soit humides, peuvent être chargées de toutes les substances susceptibles de s'y dissoudre. L'action de la vapeur varie alors suivant la nature de la substance dont elle est composée, et peut produire successivement des effets calmans, toniques, *etc.*, suivant qu'elle tient en dissolution des substances calmantes, toniques, *etc.*

Parmi les diverses espèces de vapeurs composées, on distingue principalement les vapeurs émollientes, calmantes, aromatiques, sulfureuses et mercurielles.

A. VAPEURS ÉMOLLIENTES.

Les vapeurs émollientes se composent avec les décoctions de mauves, de guimauves, de pariétaire et de toutes les plantes mucilagineuses. Leur action est de détendre, de relâcher la peau, de la rendre plus souple, plus perméable, de calmer l'irritation déterminée par les maladies éruptives ou par l'inflammation de cet organe.

B. Vápeurs calmantes.

Les vapeurs calmantes se composent avec la décoction de plantes qui jouissent de cette propriété, telles que le pavot, la laitue, la jusquiame, les dissolutions d'opium, *etc.*; elles peuvent être employées avec avantage toutes les fois qu'une maladie de la peau s'accompagne d'une douleur trop vive; elles conviennent également pour calmer les douleurs rhumatismales, goutteuses, *etc.* Ces sortes de vapeurs, comme les précédentes, doivent être administrées à une douce température.

C. Vapeurs aromatiques.

Les vapeurs aromatiques produisent une action excitante et augmentent l'action vitale de la peau. Elles peuvent être employées, soit pour prévenir l'action trop relâchante résultant de l'usage long-tems continué de vapeurs humides, soit dans les maladies par atonie ou dont l'atonie est une complication; elles sont également utiles dans les affections qui résultent de la suppression subite de la transpiration.

Les substances mises en usage pour produire les vapeurs aromatiques, sont la centaurée, la lavande, le thym, le serpolet, le romarin, l'hysope, la camomille, la petite sauge, le sureau, les baies de genièvre, l'armoise, l'absinthe, la canelle, le gérofle, le gingembre, le succin, le camphre, les substances diffusibles, *etc.*

D. VAPEURS SULFUREUSES.

La vapeur sulfureuse agit particulièrement sur l'organe cutané et sur le système musculaire dont elle augmente l'énergie vitale, et active conséquemment les fonctions. Il n'y a point de moyen connu plus propre à déterminer cet effet que les fumigations sèches soufrées.

Unie à la vapeur humide, la vapeur du soufre est moins expansible et peut s'administrer à plus haute dose. Elle n'irrite pas aussi vivement la peau, la pénètre d'avantage et doit être plus facilement absorbée, puisque ses effets ultérieurs dans les affections cutanées ou autres maladies qui réclament l'usage de ce médicament, sont plus avantageux et plus prompts. La vapeur humide soufrée tend à augmenter et même à entretenir la souplesse de la peau, et provoque une transpiration plus douce et plus durable.

Le gaz hydrogène sulfuré, administré sous forme de bains et de douches de vapeur, est aussi un des plus précieux moyens thérapeutiques. Au premier abord, on croirait que les vapeurs de ce gaz doivent augmenter l'action vitale de la peau, activer la circulation capillaire, en un mot,

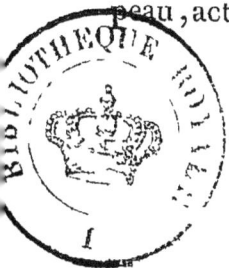

produire un effet excitant. Il est vrai , dit M.ʳ Rapou qui les a employées le premier sous forme de bains et de douches , qu'elles résolvent bien plus facilement et avec plus de promptitude les tumeurs et les engorgemens lymphatiques que toutes les autres , mais elles sont principalement sédatives et calmantes. Les douleurs nerveuses ou musculaires, qui résistent opiniâtrément à d'autres moyens , cèdent facilement à leur action.

E. Vapeurs mercurielles.

Les fumigations mercurielles provoquent , avec une extrême facilité , les deux effets sans lesquels on ne peut guérir la vérole : l'absorption du mercure et la sueur. Elles ne nécessitent, ni n'excluent pas, au moins le plus souvent, l'emploi des moyens auxiliaires. On peut en faire usage avec la plus grande innocuité dans toutes les saisons de l'année , sans exiger aucune précaution , aucun soin particulier, hors le tems destiné à leur administration. Loin d'affaiblir le malade , ses forces s'accroissent sous l'influence de la méthode fumigatoire , qu'on peut employer sans interruption jusqu'à extinction parfaite de tous les symptômes. Cette méthode est la seule à laquelle on puisse recourir sans danger chez les femmes enceintes , les nourrices et les enfans. Elle offre encore aux malades la facilité de dérober à tout le monde la connaissance de leur position, tandis que, par les autres traitemens, ils sont obligés de mettre un plus ou moins grand nombre de personnes dans leur confidence (1).

Les vapeurs mercurielles ont été employées avec avantage, depuis Lallouette, dans les maladies vénériennes les plus communes ; elles ont obtenu les succès les plus éclatans contre ces maladies, lorsqu'elles étaient invétérées et compliquées des maladies les plus fâcheuses, telles que les scrophules, les dartres, *etc.*

De toutes les préparations mercurielles qui peuvent servir de base à la fumigation, c'est du cinabre et de la poudre argilleuse de Lallouette dont on se sert le plus souvent ; le premier à la dose d'un à deux gros, et la deuxième à celle de deux ou trois, mais vaporisés en trois ou quatre fois.

Les fumigations mercurielles doivent être d'abord administrées à une douce température, afin de favoriser l'absorption du médicament ; puis on l'élève par degrés de manière à provoquer, sur la fin, une sueur plus ou moins abondante.

---

(1) Rapou, ouv. cit.

CHAPITRE II.ᵉ

DES BAINS DE VAPEURS COMPARÉS AUX BAINS LIQUIDES.

Tout le monde sait que les milieux dans lesquels le corps se trouve plongé exercent sur lui une influence tout-à-fait différente, autant à raison de leur pression mécanique que de l'impression qu'ils déterminent.

L'eau à l'état liquide, pressant en raison directe de son poids qui est 850 fois plus considérable, bouche, pour ainsi dire, les pores de la peau et produit une concentration, un refoulement du sang et des autres fluides à l'intérieur ; de là cette espèce de resserrement général, de difficulté de respirer, de contraction de l'organe cutané qu'on éprouve même en entrant dans un bain chaud, tandis que l'eau réduite en vapeurs, occupant un espace 1700 fois plus étendu que dans son état de condensation, dilate l'air et le rend plus léger en se raréfiant, diminue d'autant la pression qu'il exerce sur le corps, et produit une sorte de raréfaction, d'épanouisse-

ment du tissu cellulaire et de la peau sur laquelle
les fluides se dirigent, et qui se trouve par con.
séquent dans l'état le plus convenable à l'exercice
de ses fonctions.

Cette action concentrique des bains liquides,
qui est principalement sensible en hiver, doit
nécessairement être nuisible lorsqu'il y a concentration d'action sur un organe profond. Les
auteurs les plus recommandables, entr'autres
Marcard, les proscrivent dans ce cas et indiquent
de les remplacer par les bains de vapeurs.

Ces derniers sont encore préférables aux bains
d'immersion, parce qu'il est démontré par l'expérience, que l'eau vaporisée pénètre le système
dermoïde d'une manière plus active que lorsque
la force de cohésion la maintient dans son état
de condensation. Ils sont en général très-utiles
pour rétablir les fonctions de la peau.

Le journal des savans pour le mois de décembre
1755 contient une observation remarquable rap-
portée par Curzio, célèbre médecin de Naples,
qui constate l'efficacité des vapeurs dans un cas
où les bains liquides avaient échoué. C'était une
fille de 17 ans qui fut attaquée d'un endurcis-
sement de la peau dans lequel cette membrane
présentait au toucher la consistance du cuir

tané. Les bains liquides furent employés sans aucun avantage, tandis que les bains de vapeurs excitèrent une transpiration abondante à la suite de laquelle la peau reprit sa souplesse naturelle.

CHAPITRE

CHAPITRE IIIe

DE L'EMPLOI DES BAINS DE VAPEURS, SOUS LE
RAPPORT MÉDICAL.

Considérés sous le rapport médical, les bains
de vapeurs peuvent être employés comme moyen
hygiénique ou comme agent thérapeutique.

§. Ier.

De l'emploi des bains de vapeurs comme moyen
hygiénique, c'est-à-dire, comme moyen propre
à entretenir la santé et à prévenir les maladies.

Parmi les moyens gymnastiques qui étaient
en usage chez les anciens peuples pour rendre
les jeunes gens robustes et vigoureux, les bains
de vapeurs tenaient le premier rang. Rien n'est
plus propre en effet à entretenir l'équilibre
entre les organes, à en favoriser l'action et à
rendre les fonctions et plus régulières et plus
faciles. Les Grecs qui en appréciaient l'utilité, en
faisaient un fréquent usage ; leurs étuves étaient
publiques et placées près des gymnases ou lieux
de leurs exercices.

C

Les Romains, à l'imitation des Grecs, se ser-
vaient avec beaucoup de succès des bains de
vapeurs. On apprend de Mercurialis, que plusieurs Empereurs ont fait des réglemens de police
pour leur administration, et que du tems de la
république, le peuple n'y était admis que lorsque
la température en avait été réglée par les Édiles,
à l'inspection desquels ils étaient soumis. Pline
assure qu'on retirait un grand avantage des bains
d'étuve, et que pendant plusieurs siècles on ne
connut pas d'autre médecine à Rome.

Les Orientaux font un fréquent usage des bains
de vapeurs, dans la composition desquels ils font
entrer une foule de parfums; et pendant leur
action ils se font frictionner le corps avec des
cosmétiques odoriférans, des pommades embaumées.

Les peuples du nord font habituellement usage
des vapeurs : il est rare qu'ils passent plusieurs
jours sans recourir à ce moyen, pendant l'action
duquel ils se frictionnent tout le corps avec de
jeunes pousses de Bouleau. Ils vont même souvent se rouler dans la neige après avoir pris
le bain, et se livrent ensuite à un exercice vigoureux en plein air ; ils connaissent à peine d'autre
médecine que les bains d'étuves ; et l'on doit
attribuer à l'emploi de ce moyen, et la santé
dont ils jouissent, et l'absence chez eux de cer-

taines maladies, comme la goutte, le rhumatisme, la plupart des affections nerveuses, *etc.*, si communes dans nos contrées depuis qu'on en a abandonné l'usage.

La pratique des peuples du nord ne saurait cependant convenir entièrement aux habitans des régions tempérées, dont la sensibilité est plus développée. Ceux-ci ont l'inappréciable avantage de posséder des appareils fumigatoires qui permettent de composer la vapeur d'une foule de substances différentes, dont la nature comme l'action peuvent être variées à l'infini, et peuvent facilement être mises en rapport avec leur tempérament, leur sensibilité et leurs habitudes.

« Les anciens disaient avec raison que les bains de vapeurs prolongeaient la vie, en donnant à l'esprit et au corps plus d'énergie et de vigueur : en effet, un moyen qui maintient constamment la peau dans les dispositions qui lui sont les plus favorables, qui établit un juste équilibre entre les humeurs, répartit également les propriétés vitales sur tout le système, donne aux puissances locomotrices plus de force, de souplesse et d'agilité, qui entretient enfin l'harmonie entre les diverses fonctions de l'économie, ne peut manquer de retarder la vieillesse physique et morale. Aussi, n'est-il pas rare de voir en Turquie, en Égypte et sur-tout en Russie

où les centenaires abondent, des hommes ex-
trèmement avancés en âge, sains, robustes et
jouissant de la plénitude de leurs facultés » (1).

Les bains de vapeurs conviennent comme
moyen hygiénique, lorsque les forces vitales de
la peau languissent, que la transpiration est
supprimée, et que les digestions se font avec
difficulté.

Ces sortes de bains font promptement cesser
les malaises ou indispositions occasionnés par
de longs voyages, de violens exercices ; ils adou-
cissent, relâchent, ramollissent la peau ; ils la
débarrassent des matériaux de la transpiration,
qui s'accumulent quelquefois dans son tissu, ou
se dessèchent à sa surface ; ils la maintiennent
dans un état de souplesse et d'élasticité remarquable ; et doivent encore, sous ce rapport, être
considérés comme le meilleur cosmétique, et
certainement le moins dangereux que les femmes
puissent employer.

Une douce transpiration sollicitée par les
bains de vapeurs est le moyen le plus propre
à prévenir les convulsions et autres névroses.
Les femmes turques sont moins sujettes aux
affections nerveuses que celles des autres climats,
et particulièrement que les françaises, ce qui tient

---

(1) Rapou, ouv cit.

évidemment à l'usage habituel qu'elles font de
bains de vapeurs : elles ne peuvent s'en passer
pendant plusieurs jours sans être incommodées.

Lorsqu'à la suite d'une suppression de transpiration par l'action subite dü froid, on se sent
menacé d'une affection catarrhale, un ou deux
bains de vapeurs, en rétablissant la transpiration,
préviennent les fâcheux effets de cette suppression.

« Les anciens employaient avec tant de succès
les bains d'étuves contre la stérilité, qu'ils pen-
saient que ce moyen rendait les femmes fécondes.
Sanchez les préconise, non seulement dans ce
cas, avec toute l'assurance d'un médecin qui
en a obtenu d'heureux résultats, mais il fait
encore un précepte de leur usage aux femmes
enceintes. En effet, pendant la grossesse, les
bains de vapeurs sont sans doute les meilleurs
moyens qu'elles puissent employer pour détendre et relâcher la peau du ventre, en prévenir
les gerçures et les rides, et disposer à un heureux
accouchement. Le même auteur assure qu'il
n'est pas nécessaire de persuader les femmes
russes d'user de bains de vapeurs après leurs
couches : il observe qu'il serait à souhaiter que
toutes les femmes en usassent de même; elles
s'épargneraient bien des souffrances, éviteraient
bien des maladies chroniques, et conserveraient,

dit-il, leurs grâces et leurs dents. L'expérience m'a hautement parlé en leur faveur dans chacun de ces cas. »

« L'usage modéré des bains de vapeurs, à l'époque de la cessation du flux sanguin périodique, en irradiant les forces à l'extérieur, éviterait certainement les troubles qui souvent se manifestent alors, calmerait l'irritation utérine, et préviendrait par là les altérations organiques qui en sont assez fréquemment la suite (1). »

Comme moyen hygiénique ou préservatif, les vapeurs doivent être spécialement employées dans les tems froids et humides, où l'exhalation cutanée est moins abondante, et où les maladies qui dépendent du trouble des fonctions de cet organe sont plus fréquentes.

« Après les bains de vapeurs pris comme moyen hygiénique, ou dans l'intention de dissiper une indisposition passagère, une courbature, par exemple, au lieu de se coucher, on fera mieux de faire un repas modéré et de se livrer à l'exercice (2). »

---

(1) Rap. ouv. cit.

(2) Rap. *Ibid.*

§· II.

*De l'emploi des Vapeurs comme agent théra-
peutique , c'est-à-dire , comme moyen propre
à remédier aux maladies.*

Le but de la médecine atmidiatrique, avons
nous dit, est d'administrer les moyens curatifs
des maladies par la surface extérieure du corps,
en mettant en contact immédiat avec l'organe
cutané les substances médicamenteuses réduites
en vapeurs. Il est facile d'apprécier, même de
prime abord, combien ce mode de traitement
peut être utile dans le plus grand nombre de
maladies, sur-tout dans celles dont la marche
est lente et chronique, et qui n'arrivent à leur
solution qu'après un laps de tems considérable;
dans celles qui, entretenues par un vice particulier, par une *diathèse* (1), en un mot, ne cèdent
qu'à l'emploi des moyens spécifiques excitans,
comme sont, par exemple, les maladies siphi-
litiques, dartreuses, scrofuleuses, *etc.* (2), sur-

_____

(1) *Diathesis* , disposition. Les maladies par diathèse sont celles
dans lesquelles on voit apparaître, à-la-fois, ou successivement dans plusieurs parties du corps, et d'une manière spontanée, des lésions organiques analogues. Ces lésions suivent
toutes la même marche, et s'effacent sous l'influence du même
mode de traitement.

(2) Je regarde le traitement anti-phlogistique comme purement
accessoire dans cet ordre de maladies; il diminue rapidement
l'intensité des symptômes, mais il ne detruit pas la cause essen-

tout lorsqu'elles sont compliquées d'une lésion quelconque des organes digestifs. Elle est aussi du plus grand secours dans les maladies qui sont bornées à l'organe cutané, ou dont les effets se font principalement sentir sur cet organe. Enfin, elle triomphe presque toujours des maladies internes qui reconnaissent pour cause la suppression d'une affection cutanée.

Dans le traitement d'une maladie lente et chronique, soit qu'on reconnaisse utile d'employer des remèdes tempérans ou adoucissans, soit qu'on se trouve obligé d'avoir recours aux moyens excitans, il y a toujours un écueil à éviter. Dans le premier cas, celui de trop débiliter l'estomac et le tube digestif par la continuité des remèdes émolliens et affaiblissans avec lesquels ces organes sont mis en contact immédiat ; dans le second, celui de produire un effet contraire, et d'entraver ainsi la fonction essentiellement liée à l'existence de l'individu, la nutrition, dont l'estomac et le tube digestif sont les premiers et les principaux organes.

Lorsqu'on a recours à la méthode par les vapeurs, soit comme moyen essentiel de traite-

---

tielle, c'est-à-dire, celle qui les a produits et les entretient. L'existence de cette cause nécessite même beaucoup de prudence dans l'emploi des évacuations sanguines ; car il est dangereux dans plusieurs circonstances de trop affaiblir le malade.

ment, soit comme moyen accessoire, on évite ce
fâcheux inconvénient, attendu que dans le premier cas, on ne charge pas l'estomac de la trans-
mission du médicament, et que dans le second,
lorsque l'estomac est fatigué par l'action du remède, on peut faire pénétrer celui-ci par la
peau et donner par ce moyen à l'organe digestif
le tems de rentrer dans son état normal, sans
que le traitement subisse une interruption dangereuse.

Dans les maladies entretenues par un vice
particulier dans les humeurs, par *diathèse*, on
peut mieux concevoir l'utilité de la méthode
atmidiatrique. De ces maladies, la siphilis, les
dartres, les scrofules, la goutte, sont celles
dont le traitement exige la plus grande attention
de la part du médecin à cause de leur fréquence,
de leur gravité, et pour quelques unes d'entr'elles
de leur propriété évidemment contagieuse. La
cause essentielle de ces affections, celle qui les
produit et les entretient, nous est encore inconnue, et nous sommes obligés pour les traiter
d'en appeler à l'expérience qui seule nous a été
utile jusqu'à ce jour, en nous dévoilant la connaissance des remèdes qui ont été employés avec
succès dans le plus grand nombre des cas. C'est
ainsi que nous avons appris que les préparations
mercurielles avaient la propriété de guérir la

siphilis, que les dartres étaient efficacement
combattues par les préparations sulfureuses, *etc.*
Nous ne connaissons pas le mode d'agir de ces
remèdes empiriques dont l'utilité est incontes-
table, c'est-à-dire que nous ignorons la manière
par laquelle ils amènent une modification avantageuse dans l'organisation du corps ; mais nous
savons que ce sont tous des remèdes irritans,
qui nécessitent beaucoup d'habileté et de prudence dans leur emploi, et qui sont susceptibles
d'occasionner des accidens fâcheux, s'ils ne sont
point administrés avec toutes les précautions
convenables. L'action irritante des médicamens
mercuriels et sulfureux se fait principalement
sentir sur les organes digestifs, et il n'est pas
rare de les voir gravement affectés à la suite de
leur emploi, soit à cause de quelque vice dans
le mode d'administration, ou de leur usage trop
long-tems continué, ou bien à cause de l'irritabilité trop grande du malade. C'est pour éviter
d'aussi graves inconvéniens que les médecins
ont cherché à faire pénétrer les remèdes par
l'organe cutané dont la sensibilité est beaucoup
moindre et les lésions moins fâcheuses.

Il est d'ailleurs des cas où il est impossible
de faire autrement; ce sont ceux où il existe
une maladie quelconque des organes de la digestion. De tout tems les médecins ont considéré

l'inflammation chronique de l'estomac ou de quelqu'autre organe du tube digestif comme une complication fâcheuse , presque toujours mortelle, des maladies par diathèse, et elles l'ont été en effet toutes les fois qu'on n'a pas eu recours à l'absorption cutanée du remède.

La méthode fumigatoire n'est pas seulement le moyen essentiel de traitement dans ces dernières circonstances, elle l'est encore lorsqu'une maladie est bornée à l'organe cutané, ou que ses effets se font principalement sentir sur cet organe, comme sont, par exemple, la gale, les dartres , *etc.*

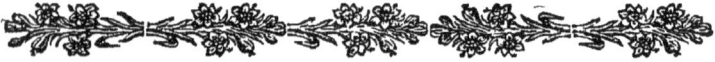

DEUXIÈME PARTIE.

DE L'EMPLOI DES BAINS DE VAPEURS DANS LES DIVERSES MALADIES.

Pour mieux faire sentir l'utilité de la médecine atmidiatrique, nous allons parcourir successivement les diverses classes de maladies. Nous aurons ainsi l'occasion de signaler avec plus de méthode les cas où il est utile d'y avoir recours et ceux où il convient de s'en abstenir. Notre impartialité dans cet examen convaincra bientôt le lecteur que nous ne voulons pas faire de l'atmidiatrique un remède à tous les maux, une panacée universelle. Nous avons toujours rejeté loin de nous cette pensée, non-seulement relativement à l'administration des remèdes par les vapeurs, mais encore pour toutes les autres méthodes de traitement qui nous sont connues : nous ne sommes, ni ne serons jamais partisan exclusif de tel ou tel système ; mais nous chercherons la vérité dans chacun d'eux, afin de le rendre utile aux malades dont les soins nous sont confiés.

Mais si la méthode fumigatoire n'est pas un
remède à tous les maux, on ne peut disconvenir
qu'elle ne soit celle dont l'emploi est le plus
fréquemment utile. Par elle, mieux que par
toute autre méthode, on peut remplir des indications variées, et obtenir des effets plus prompts
et plus avantageux, des guérisons plus nombreuses sans craindre des effets nuisibles. La
peau n'est point susceptible de recevoir, comme
l'organe de la digestion, des impressions fâcheuses
de l'action des médicamens appliqués à sa surface. La plupart des affections de l'estomac et
des intestins, telles que les phlegmasies, les
squirrhes et autres affections organiques, sont le
plus souvent occasionnés par l'usage interne des
substances actives qu'on aurait pu sans le moindre danger, et souvent avec plus de chances
de succès, administrer par absorption cutanée.
Le médecin prudent doit donc choisir cette dernière voie toutes les fois qu'il pourra également
atteindre le but qu'il se propose en donnant les
remèdes à l'intérieur ou en les administrant par
la peau, parce que cette dernière a des rapports
de sympathie assez nombreux, parce que l'absorption dont elle est le siége s'exerce sur la
plus grande surface possible, et enfin, parce que
l'action directe des médicamens n'offre pas, à
beaucoup près, sur cet organe les mêmes incon-

véniens que sur la muqueuse gastrique. La réaction qui a lieu à l'intérieur à l'occasion d'une stimulation artificielle ou pathologique, est bien autrement redoutable que celle dont la peau est le siége dans les mêmes circonstances.

Outre qu'elle fournit un nouveau mode d'introduction des médicamens, la méthode fumigatoire présente encore tous les avantages de la médecine des topiques. En effet, tous les modes de révulsion, depuis la plus légère excitation cutanée, jusqu'à la plus profonde cautérisation, toutes les médications de la peau, la plupart des médications générales et spéciales, s'obtiennent non-seulement par cette méthode, mais elle permet encore de produire certains effets généraux et locaux, qu'on tenterait vainement d'opérer par les autres moyens thérapeutiques appliqués au dehors ou administrés à l'intérieur.

§. I.er *Fièvres.*

Les fièvres sont continues ou intermittentes.

A. Fièvre continue.

La fièvre continue, d'après l'heureuse révolution amenée par Broussais dans cette partie de la science médicale, et les nombreux et importans travaux qui ont été publiés depuis, ne peut plus être considérée que comme le résultat

d'une irritation locale à laquelle elle est entièrement subordonnée. Cette manière de voir a
été adoptée par tous les médecins instruits ;
puisque tous, sans exception, ont modifié le traitement de ces maladies, et ont abandonné la
méthode excitante pour avoir recours aux adoucissans et aux antiphlogistiques. Considérant la
fièvre continue comme un symptôme d'une alté-
ration locale, nous ne pouvons nous livrer à
des recherches sur l'utilité des bains de vapeurs
contre cette fièvre elle-même.

B. Fièvres intermittentes.

Il n'en est pas ainsi des fièvres intermittentes ;
celles-ci constituent un ordre particulier de maladies dans lesquelles la fièvre est presque toujours le phénomène essentiel, et le médecin
règle sa manière d'agir sur ce phénomène et sur
le type qu'il affecte.

Les fièvres intermittentes se développent par
accès laissant entr'eux des intervalles de calme
plus ou moins grands ; chaque accès offre ordinairement trois périodes dont le développement
est régulier et successif. La première période est
caractérisée par un mouvement général de concentration des forces vitales sur les organes
profonds, pendant lequel la chaleur se porte de
la circonférence au centre du corps. Ce mouve-

ment s'accompagne d'une sorte de frémisse-
ment à la surface extérieure avec froid plus ou
moins vif, resserrement à la poitrine, anxiété
plus ou moins forte. La peau est pâle, livide,
ainsi que les lèvres ; les ongles prennent par fois
une teinte violette ; il y a diminution, même
interruption de la circulation capillaire.

A cette première période en succède une deuxième pendant laquelle les organes profonds
réagissent, et les forces vitales se portent du
centre à la circonférence du corps. Il se déve-
loppe alors des symptômes opposés à ceux que
je viens d'indiquer ; la circulation capillaire se
rétablit, la chaleur se répand sur tout le corps
et augmente successivement jusqu'à ce que la
sueur, qui est le caractère essentiel de la troisième période, s'établisse. Cette sueur, qui est
ordinairement abondante, ramène le calme dans
l'économie, et se continue quelquefois jusqu'au
retour de l'accès suivant.

L'accès de fièvre intermittente se compose
donc de deux mouvemens opposés ; l'un de
concentration, l'autre d'expansion : le premier
est essentiellement morbide, le second est un
mouvement conservateur. Pendant que le premier a lieu, les fluides s'accumulent sur les organes internes où il se forme une sorte de
congestion d'autant plus dangereuse que la réaction

tion est moins prononcée : pendant le mouvement d'expansion les fluides se portent à la peau ; cet organe qui avait perdu son irritabilité devient à son tour le siége de la surexcitation ; elle se coloré, le sang y afflue de toutes parts, ses fonctions s'exercent avec une activité extraordinaire, et l'accroissement de vitalité qu'elle éprouve rend raison de la chaleur fébrile à laquelle succède une sueur plus ou moins abondante.

Je ne pense pas que les bains de vapeurs puissent être employés comme moyen essentiel de traitement dans les fièvres intermittentes ; mais, comme moyen accessoire, ils doivent être utiles, puisque pendant la période du froid ils peuvent augmenter l'énergie vitale de la peau , agir comme dérivatif, et prévenir ou diminuer l'irritation encore inconnue qui provoque le mouvement concentrique ; ils peuvent encore favoriser l'effort de réaction ; enfin , placer la peau dans les dispositions les plus favorables à l'exhalation qui termine l'accès.

Toutefois les bains de vapeurs aromatiques sèches et humides ont été employés avec succès par M.ʳ Rapou , comme moyen essentiel de traitement, dans quelques cas. particuliers de ces espèces de fièvres. Les observations qu'il cite à ce sujet présentent le plus grand intérêt.

D

I.re OBSERVATION. *Fièvre quotidienne* : 36 ans, tempérament sanguin , constitution irritable : Froid de deux heures, vomissemens verdâtres, chaleur, sueur; retour de l'accès les jours suivans avec des symptômes de congestion cérébrale; saignée, point d'amélioration. Le sixième jour , emploi de l'ipécacuanha ; la fièvre persiste au même degré. Pendant le deuxième septénaire, emploi du quinquina sous toutes les formes ; diminution de la fièvre qui persiste toujours ; successivement les vésicatoires, les sinapismes fréquemment répétés, les amers, le sulfate de fer, l'opium, sont employés sans succès : amaigrissement, tristesse profonde.

Le malade a recours à la méthode fumigatoire. Huit bains à l'orientale de vapeurs aromatiques sont administrés huit jours de suite ; leur action est secondée par les frictions et les boissons aromatiques; diminution des symptômes de la première période de l'accès, ceux de la seconde sont plus prononcés ; le malade reprend sa gaieté. Continuation des bains de vapeurs aromatisées, mais par encaissement, dont on élève la température jusqu'à 34 ou 36 degrés. Après dix-huit jours de traitement, guérison parfaite (1).

---

(1) Rapou, ouv. cit. , t. 1 , p. 216.

II.ᵉ Obs. *Fièvre quotidienne* chez un enfant de 4 ans à la suite d'un séjour dans des lieux humides.

Cette fièvre disparaît après avoir duré quelque tems. L'année suivante, retour de la fièvre par la même cause. Après des soins inutiles, quoique méthodiquement dirigés et prolongés pendant plusieurs mois, le malade est dans l'état suivant : maigreur extrême, faiblesse telle qu'il ne peut se soutenir ; peau habituellement froide, sèche et d'une singulière blancheur ; lèvres et langue décolorées, appétit nul ; frissons tous les soirs avec vomissemens, puis chaleur accompagnée de céphalalgie ; élévation du pouls qui était ordinairement petit et très-précipité ; rémission le matin accompagnée d'une légère moiteur.

Emploi des fumigations humides simples ; pendant quarante jours un bain d'une heure de durée au moins chaque jour. L'enfant se trouve si bien de ce moyen, que souvent il demande avec instance qu'on lui donne son bain plutôt ou qu'on l'y laisse plus long-tems. Il acquiert tous les jours plus de force et de vigueur. Sur la fin du traitement, malgré qu'on lui donne au moins toutes les trois heures un petit repas, il a un appétit tel qu'il mange tout ce qui lui tombe sous la main. La fièvre diminue par de-

grés, et finit enfin par disparaître entièrement ;
l'enfant reprend bientôt toute sa fraîcheur, et
dans l'espace de deux ans qui suivent sa guérison il n'éprouve d'autres maladies qu'une rougeole bénigne (1).

M.ʳ Rapou a traité avec un égal succès d'autres
fièvres intermittentes anciennes qui avaient résisté
à plusieurs traitemens, par l'emploi des vapeurs
aromatiques humides et sèches, des vapeurs
de soufre et des bains à l'orientale. On peut
lire dans son ouvrage plusieurs observations
relatives à ce sujet.

§. II. *Des phlegmasies.*

Les phlegmasies, relativement à leur marche,
doivent être distinguées en aiguës et en chroniques. Les premières se déclarent et augmentent avec tant de vîtesse, qu'elles ne laissent pas
toujours au médecin le tems d'agir pour empêcher leur développement, sur-tout lorsqu'elles
ont leur siége sur les organes essentiels à la vie.
Les autres se déclarent ordinairement d'une
manière insidieuse, sans symptômes bien marqués,
sans trouble considérable dans les fonctions, et
ne sont connues que lorsqu'elles ont déjà produit des désordres très graves dans les parties
où elles ont leur siége.

(1) Ouv. cit. t. 1, p. 119.

Les bains de vapeurs peuvent être employés pour combattre les premiers symptômes des maladies inflammatoires aiguës et en prévenir le développement. M.ʳ Rapou les a employés dans des circonstances semblables avec beaucoup de succès : en voici des exemples.

I.ʳᵉ OBSERVATION. Un jeune homme fort et robuste, doué d'un tempérament sanguin, se jette dans la rivière par un tems très-froid pour donner du secours à un enfant qui était sur le point de périr. Au sortir de l'eau il reste une demi-heure exposé à l'action de l'air n'étant occupé que du soin de l'enfant. En rentrant chez lui il éprouve des frissons, une sorte de resserrement précordial et un malaise général ; il ne peut se réchauffer. M.ʳ Rapou est appelé, il trouve la peau froide, et dans cet état qu'on désigne sous le nom de *chair de poule*, le pouls vif et précipité, le corps brisé. Comme il demeurait près de son établissement, il l'y conduisit et lui fit administrer un bain de vapeurs aromatiques à l'orientale, pendant toute la durée duquel il fit masser les membres et fortement frictionner la peau. Au bout d'une heure la chaleur revint, et la transpiration s'établit ; il lui administra des boissons sudorifiques ; après une heure de l'usage de ces moyens, le malade prend un bouillon, et est placé dans un lit chaud où il reste jusqu'au lendemain. La transpiration a duré la plus grande partie de la nuit, et le malade se lève libre de toute incommodité et parfaitement rétabli.

Un militaire, à la suite d'une longue marche, se place derrière une voiture et supporte ainsi sans mouvement et pendant plus d'une heure, une forte pluie d'orage. Il présente les mêmes phénomènes que celui qui fait le sujet de l'observation précédente. Les mêmes moyens continués pendant deux jours font disparaître sans retour le malaise et les autres symptômes.

« J'ai vu d'autres personnes dans ce cas, qui se sont refusées à l'emploi des vapeurs, et chez lesquelles de graves phlegmasies se sont développées malgré l'emploi de la saignée : plusieurs d'entr'elles ont payé de leur vie leur funeste obstination (1). »

Ce moyen doit être employé avec prudence et avant que les symptômes évidens de phlegmasie se soient développés.

Les inflammations chroniques, quoique analogues aux précédentes par leur nature, en diffèrent essentiellement par la lenteur de leur marche et par leurs effets sur l'économie. Quoique leur traitement soit basé sur les mêmes indications,

---

(1) Rapou, ouv. cit.

diminuer l'abord du sang vers la partie malade
et l'en détourner, calmer l'irritation ; il diffère
essentiellement par les moyens que l'on emploie
pour obtenir ce résultat.

Lorsque une inflammation chronique affecte
un organe intérieur, les forces de la vie sem-
blent se concentrer sur cet organe, et la maladie
s'aggrave par l'effet même de cette concentration.
On voit presque toujours dans ce cas les fonctions de la peau languir, cette membrane devenir
pâle et sèche, la transpiration fortement diminuée ou nulle. Une des indications essentielles
dans le traitement de ces maladies, est donc de
s'opposer à cette concentration des forces vitales
en rappelant les fonctions de la peau par des
moyens appropriés, en un mot, en déterminant
sur cet organe une véritable révulsion. Cette
indication n'a été reconnue que d'une manière
vague, et pour la remplir on a recours ordinairement à des moyens excitans qui n'agissent
que sur une partie limitée de la peau, comme
sont les vésicatoires, qui ont en outre l'inconvénient de stimuler sympathiquement le cœur,
d'activer la circulation générale, et par suite
celle de la partie malade que l'on se proposait
au contraire de calmer et d'affaiblir. « Par l'usage
des fumigations que je propose, dit M.ʳ Rapou,
et dont l'expérience constate suffisamment l'effi-

cacité, on n'a point à appréhender la réaction
de la peau sur le cœur ou sur le siége du mal;
et puisque, de l'aveu des praticiens les plus
recommandables, on triomphe d'autant plus facilement d'une irritation, qu'on emploie pour la
combattre une irritation qui a avec elle plus
d'analogie, qu'on l'applique plus loin de la partie
affectée sur un organe qui a avec elle plus de
rapports sympathiques, et qu'elle agit à la fois
sur une plus grande surface, il n'existe donc pas
de secours plus rationnels contre les phlegmasies
profondes, que la fluxion cutanée produite par
les vapeurs administrées d'une manière convenable. » Elles doivent être considérées dans ces
cas, sinon comme moyen essentiel de traitement,
du moins comme un accessoire fort avantageux.

Chez les individus très-irritables, on pourra
se borner à l'emploi des vapeurs émollientes,
sédatives ou légèrement aromatiques; chez ceux
dont l'irritabilité sera moindre, on emploiera les
vapeurs aromatiques ou stimulantes. «Elles seront administrées, suivant les cas, en bains à
l'orientale ou dans des appareils par encaissement,
à une température qu'on peut élever progressivement jusqu'à 3o et 34 degrés de Réaumur, et
jusqu'à 4o, 45, pour les vapeurs sèches. La nature
de la fumigation et la forme sous laquelle _on
l'applique, sont d'ailleurs relatives à l'indication

accessoire qu'on se propose de remplir : par exemple, on aura recours aux vapeurs de soufre, de sureau, de cinabre, d'opium, suivant que la maladie pourra être attribuée à un déplacement · d'irritation dartreuse, à une suppression de transpiration, à une affection siphilitique, ou qu'elle présentera des phénomènes spasmodiques. On préférera, toutes choses égales, les bains à l'orientale, dans les inflammations chroniques des organes respiratoires ; ceux par encaissement entier ou à mi-corps, dans les affections des organes digestifs, de l'appareil urinaire, génital ; et la douche, lorsqu'on voudra produire une dérivation locale ou stimuler vivement, en agissant sur la partie de la peau qui est le plus en harmonie d'action avec l'organe malade (1). »

Ire OBSERVATION. *Pneumonie* : 28 ans, tempérament sanguin, passions vives :

Chûte de cheval, crachement de sang, petite toux sèche, douleur obtuse à la poitrine, gêne de la respiration ; *saignée, moyens adoucissans, révulsifs.* Soulagement marqué et guérison. Écart de régime, retour de la petite toux, picotement dans le poumon droit ; ces symptômes persistent, la santé n'en est pas sensiblement altérée. Six mois après, exaspération de ces symptômes à la suite d'un excès érotique ; difficulté de respirer, douleur au côté droit ;

---

(1) Ouv. cit.

saignée, sangsues, lait d'ânesse : amélioration, retour des accidens par de nouveaux écarts. Les moyens ordinaires ne produisent plus d'effet avantageux.

Quinze mois après la chûte, toux fréquente et sèche, quelques frissons accompagnés de crachats muqueux, respiration constamment gênée, souvent difficile, sentiment de pesanteur et douleur sourde au côté droit. Le soir agitation fébrile avec rougeur aux pommettes.

Deux bains à l'orientale de vapeurs émollientes accompagnés de frictions sur toute la peau ; ces bains sont ensuite alternés avec des bains par encaissement jusqu'au cou de vapeurs aromatiques ; lait d'ânesse. Au bout de 16 jours de traitement, guérison parfaite. Le malade avait pris vingt-quatre bains de vapeurs.

II.ᵉ Obs. *Pneumonie.* Une dame, mère de plusieurs enfans, ayant toujours joui d'une bonne santé, fut atteinte, à la suite de la répercussion de dartres qu'elle avait aux cuisses, d'une maladie de poitrine avec toux sèche et fréquente, accompagnée quelquefois de suffocation ; fièvre lente. Cette maladie, après avoir résisté aux exutoires, aux adoucissans, aux antiphlogistiques, en un mot, à tous les moyens ordinaires, céda entièrement à la méthode fumigatoire qui fut employée comme dans le cas précédent. Pen-

dant l'usage des vapeurs il se manifesta une
éruption de boutons sur toute la peau.

III.ᵉ Obs. *Catarrhe laryngé chronique.* 28 ans.
Depuis plusieurs années sentiment de gêne et
picotement douloureux avec petite toux sèche.
Exaspération de ces symptômes, crachats san-
guinolens au moindre excès de table et par
l'exposition à l'air froid et humide. *Régime exact,
boissons adoucissantes* ; emploi alternatif de bains
de vapeurs sèches soufrées de tout le corps et
de douches aromatiques dirigées sur le Larynx.
Au bout de vingt jours de l'usage régulier de
ces moyens, les symptômes d'irritation étaient
entièrement dissipés, et ils ne se sont pas mani-
festés depuis.

L'ouvrage de M.ʳ Rapou contient encore une
foule d'observations relatives à des inflammations
chroniques de toute espèce, qui, après avoir
résisté pendant long-tems aux méthodes ordinaires de traitement, ont cédé à l'emploi des
vapeurs.

§. III. *Maladies rhumatismales.*

« Cette maladie que, dans l'espace de trois
années seulement, j'ai eu l'occasion d'observer
sur plus de 800 personnes, a dû particulièrement fixer mon attention. Aussi, l'ai-je suivie

dans toutes les modifications qu'elle est susceptible de présenter, et me suis-je convaincu qu'il
n'en existe point dont les formes soient plus
variées, les caractères plus insidieux, et qui,
résistant avec le plus d'opiniâtreté aux moyéns
ordinaires de l'art, nécessitent le plus impérieuse-
ment les secours de la médecine par les vapeurs. »

« L'usage des vapeurs dans le traitement du
rhumatisme remonte à une époque très-reculée.
Bien long-tems avant qu'on ne connût les bains
par encaissement, on soumettait les malades
atteints de douleurs à l'action des fumigations
générales ou bains d'étuves. En Russie, en Fin-
lande, en Angleterre, dans une grande partie
de l'Allemagne, de la Suisse, de l'Italie et notamment à Naples, pour ne parler que de
l'Europe, on a exclusivement adopté cette méthode. On lit, dans l'encyclopédie méthodique,
la description de l'établissement des bains de
vapeurs élevé dans l'hôpital de Nottingham pour
le traitement des affections rhumatismales. Dans
ces derniers tems, tous ceux qui se sont occupés
des bains de vapeurs et d'en perfectionner l'administration, ainsi que tous les médecins qui
en savent apprécier les effets, placent le rhumatisme dans le nombre des maladies auxquelles
ce genre de secours est plus spécialement approprié. »

« L'emploi des vapeurs, sur-tout dans la maladie dont il s'agit, exige de la part de celui qui
le dirige une connaissance exacte de ce moyen
thérapeutique et des nombreuses modifications
dont il est susceptible... En général, le bain est
préférable à la douche, lorsque le mal occupe
une certaine étendue ; cette dernière agit plus
efficacement si la douleur est circonscrite. Dans
les chaleurs de l'été, chez les tempéramens
bilieux, les constitutions nerveuses, débiles, ainsi
que dans le rhumatisme aigu, on obtient de
plus grands avantages des vapeurs humides , tandis que dans l'hiver, chez les personnes robustes,
et lorsque la maladie est chronique, en emploie
les vapeurs sèches avec plus de succès. Le rhumatisme fibreux avec gonflement articulaire, qui
cède ordinairement à l'usage simultané ou successif de la douche et du bain par encaissement,
résiste souvent à l'action isolée de l'un et de
l'autre. Le genre de bain à l'orientale de tout
le corps, la face exceptée, jusqu'au cou, des
parties inférieures seulement, est déterminé par
le siége du mal ; et l'espèce de fumigation cal-
mante, tonique ou excitante, ainsi que sa température et la durée de son action , sont relatives au tempérament du sujet et à l'effet qu'on
veut produire. »

(1) Rap. t. 1 , p. 309 et suiv.

Parmi le grand nombre d'observations citées par Mr Rapou, qui constatent l'efficacité des vapeurs contre le rhumatisme, je me contenterai de donner l'analyse des deux suivantes.

Ire OBSERVATION. Mouton de Vaise, marinier, âgé de 5o ans, d'un tempérament bilieux-lymphatique, d'une constitution forte et robuste.

A la suite d'un rhumatisme aigu, le malade reste perclus de tous ses membres avec douleur vive au cou, se prolongeant à la partie supérieure de la poitrine, et l'obligeant de fléchir la tête sur l'épaule droite. Par un tems sec il se sent un peu soulagé, peut. faire quelques pas soutenu par deux personnes ; mais un tems humide l'oblige de garder un repos absolu , et l'empêche de faire le moindre mouvement sans éprouver de vives souffrances. Toutes les articulations sont dans un état de gonflement remarquable, principalement celles des genoux et des bras. Du reste, les fonctions digestives s'exécutent avec régularité , le sommeil est assez bon, quoique souvent interrompu par des douleurs occasionnées par un mouvement insolite et inattendu ; la peau est chaude, sèche et rude au toucher. Après un an de souffrances, le malade a recours aux bains de vapeurs.

Un bain à l'orientale de vapeurs aromatiques est d'abord administré; on pratique en même tems des frictions sur tout le corps. Après le bain, le malade est placé dans un lit chaud, on lui donne une tasse dé boisson sudorifique et il transpire plus d'une heure : amélioration sensible. Le lendemain douche d'aspersion promenée sur tout le corps, et principalement sur les articulations , durant près d'une heure. Pendant l'usage de la douche, frictions comme la veille ; la transpiration se prolonge d'avantage ; le malade s'en retourne chez lui à pied. Le troisième jour , bain par encaissement jusqu'au cou de vapeurs soufrées ; continuation de ce moyen pendant les jours suivans ; il provoque d'abondantes sueurs ; et après trois semaines de son usage, l'engorgement des articulations est tout-à-fait dissipé et le malade parfaitement guéri.

II.ᵉ Obs. *Rhumatisme plantaire.* Age adulte , tempérament sanguin et sujet au rhumatisme.

Depuis long-tems, vives douleurs à la plante des pieds avec gonflement sensible de cette partie. Elles deviennent plus aiguës par la progression. Emploi infructueux de plusieurs moyens : recours à la méthode fumigatoire. Cinq bains de vapeurs aromatiques suffisent pour faire dissiper les douleurs sans retour. « Sur environ cent-vingt malades de ce genre, que j'ai été à portée de traiter par ce moyen, dit M.ʳ Rapou, trente au plus ont résisté, et encore dois-je attribuer cet insuccès à l'indocilité de quelques malades, à des complications graves chez certains autres, et à ce que j'ai cru devoir m'abstenir d'en diriger plusieurs. (1) »

§. IV. *De la Goutte.*

Cette cruelle maladie dont la cause immédiate nous est inconnue, a constamment été combattue avec succès par les bains de vapeurs qui en sont également un préservatif sûr et commode. La goutte ne s'est jamais déclarée, n'est pas même connue chez les peuples qui font habituellement usage de ce moyen. Plusieurs auteurs, entr'autres Sparmann et Marcard, les recommandent sous le double rapport que nous venons d'indiquer. Ce dernier prétend même que, dans certains cas où la goutte s'était jetée avec beaucoup de violence sur les articulations, on était parvenu, par l'usage des vapeurs, à prévenir l'ankilose, qui aurait certainement eu lieu si l'on eût négligé l'emploi de ce moyen. Plusieurs médecins de nos jours, et notamment l'auteur de l'article *goutte*, du dictionnaire des sciences médicales, emploient utilement ce moyen thérapeutique dans le traitement de cette maladie. De tout tems, même lorsqu'on ne possédait que des appareils très-imparfaits, on a reconnu aux

---

(1) Ouv. cit.

bains de vapeurs les mêmes avantages. L'expérience de M. Rapou confirme ces antécédens par
de nombreuses observations. Je citerai la suivante:

OBSERVATION. 35 ans, tempérament lymphati-
que-nerveux, très-faible constitution.

Engorgement douloureux de toutes les articulations des membres, sans rougeur à la peau,
conservant l'impression du doigt; douleur sourde
et profonde, existant depuis deux ans. Plusieurs
moyens sont inutilement employés, entr'autres les
eaux d'Aix qui avaient été évidemment contraires.
La malade manifeste le désir de faire usage de
vapeurs; elles sont administrées ainsi qu'il suit :

Quelques bains généraux de vapeurs aromatisées, accompagnés de légères frictions sur toute
la peau ; ensuite fumigation de succin pendant
environ quinze jours. « Ce cas, dit M. Rapou,
augmente le nombre de ceux qui proclament les
succès toujours croissans de la méthode fumigatoire; car, non-seulement la malade fut entièrement débarrassée de sa goutte articulaire, mais
encore des malaises presque continuels auxquels
elle était sujette. »

Lorsque la goutte est compliquée de la siphilis ou du rhumatisme, les vapeurs aromatiques,
sulfureuses et mercurielles, administrées simul-
tanément, ou combinées de diverses manières,
offrent une ressource efficace qu'on chercherait

E

vainement ailleurs. L'auteur de la méthode fumigatoire a complètement réussi dans ces sortes
de cas chez des malades où l'on avait employé
vainement toutes les autres ressources thérapeutiques connues. Les observations qu'il rapporte à ce sujet présentent le plus grand intérêt.

§. V. *Maladies exanthématiques.*

Cette classe de maladies comprend la rougeole, la petite vérole, la scarlatine, *etc*, maladies qui sont caractérisées par une éruption
plus ou moins vive de plaques rouges, ou de
boutons sur une partie plus ou moins étendue
de la peau, éruption qui est presque toujours liée
à une phlegmasie de la membrane muqueuse.

La phlegmasie de la muqueuse se déclare
ordinairement avant la phlegmasie ou éruption
cutanée ; mais celle-ci lui succède bientôt et
alors la première diminue d'intensité. L'irritation de la peau agit dans ce cas comme un
puissant révulsif. Si, par quelque cause que ce
soit, l'éruption cutanée n'a pas lieu ou se fait
d'une manière incomplète, l'irritation interne
augmente d'intensité, la marche naturelle de
la maladie est entravée, et celle-ci se termine
ordinairement d'une manière fâcheuse.

L'indication la plus importante pour le médecin dans une pareille circonstance, est de

rappeler la surexcitation cutanée. Les bains de vapeurs, en déterminant une action excentrique et une irritation plus ou moins vive à la peau, doivent atteindre ce but mieux que tout autre moyen. On sait d'ailleurs combien peu dans cette circonstance, on peut compter sur le bain liquide, auquel on préfère avec juste raison les vésicatoires et les sinapismes, dont l'effet plus avantageux n'est pourtant ni aussi prompt ni aussi général que celui des bains à vapeurs.

Voici des faits qui prouvent l'efficacité des vapeurs dans des cas de cette espèce.

Ire OBSERVATION. *Rougeole.* 12 ans, constitution irritable.

Éruption rubéoleuse qui paraît marcher très-régulièrement. Exposition prolongée à l'air sans autre vêtement qu'un couvre-pied ; impression de froid pénible. Bientôt après frisson, malaise général, douleur de tête, constriction à la poitrine, toux presque continuelle, anxiété, sensibilité épigastrique, nausées, difficulté de respirer, sècheresse à la peau, éruption presque entièrement effacée, pouls petit et très-précipité. Vains efforts pour rappeler l'éruption par les moyens ordinaires. Emploi des vapeurs.

Bain de vapeurs de sureau successivement élevé à 33 degrés de température, et prolongé

près d'une heure et demie ; diminution des
symptômes, développement du pouls, éruption
plus apparente. Pendant la nuit, retour des mêmes symptômes avec moins d'intensité. Deuxième
bain de vapeurs dans la matinée, bientôt suivi
de calme et de bien-être remarquable ; le soir
troisième bain : après son usage, éruption générale et vive ; développement régulier de la maladie. Quatre jours après l'usage des vapeurs,
(9.e de l'éruption), pleine convalescence.

II.e Obs. *Scarlatine.* Jeune fille de huit ans.

Quatrième jour de la maladie. Éruption vive,
peau brûlante, agitation fébrile considérable ;
toux violente avec oppression, difficulté de
respirer, tension douloureuse des muscles du
cou singulièrement augmentée par la déglutition ;
refus absolu de la malade pour toute espèce
de boisson. Application de 12 sangsues à la
partie antérieure du cou : point d'amélioration.

Bain de vapeurs émollientes de demi-heure,
répété trois fois dans la journée et successivement plus prolongé. Le lendemain amendement très-marqué dans les symptômes. Continuation du même moyen, et au bout de quelques
jours, guérison. Des bains de vapeurs sèches de
succin, administrés vers la fin de la convalescence, préviennent l'anasarque dont cette malade
était menacée.

Les vapeurs ont agi d'une manière différente dans ces deux cas. Dans le premier, elles ont excité la peau et ranimé son action vitale pour rétablir la fluxion dont elle devait être le siége; dans le second, elles ont diminué l'excès d'irritation de cette membrane, qui était un obstacle au développement régulier de la maladie.

§. VI. *Maladies dartreuses.*

Personne ne conteste aujourd'hui l'efficacité des bains de vapeurs, dans le traitement des maladies de la peau, et l'on peut, sans crainte de se compromettre, assurer qu'il n'est point de remède qui leur soit mieux approprié. Les dartres, par exemple, deviennent tous les jours plus rares à Paris, depuis qu'on y fait généralement usage de ce moyen thérapeutique, qui, ne fût-il applicable qu'à ce genre de maladies, n'en serait pas moins une des plus intéressantes découvertes de nos tems modernes. Plusieurs espèces qui ont opiniâtrément résisté aux traitemens les plus rationnels, cèdent avec plus ou moins de facilité à l'emploi des bains de vapeurs.

Mais, pour obtenir de ce moyen tout le succès possible, il faut approprier le genre de vapeur, sa composition, sa température, la durée de son action à l'espèce d'affection que l'on a à combattre, et aux circonstances individuelles dans lesquelles le malade se trouve.   E 3

Les vapeurs soufrées ou hydro-sulfurées sèches et humides, sont particulièrement appro-
priées aux affections dartreuses. Les vapeurs
sulfurées sèches sont préférables aux humides,
lorsque l'indication prescrit de stimuler la peau
et de provoquer une sueur abondante. Il est
souvent utile d'employer en même tems des
vapeurs humides calmantes, des douches de
diverse nature, pour remplir les indications secondaires qui se présentent fréquemment. Presque
constamment, M. Rapou commence le traitement
par des fumigations émollientes, afin de déterminer le mouvement expansif ou de dedans au
dehors; et, dans certaines dartres, pour ramollir
les croûtes, en favoriser la chûte, ramollir,
détendre, calmer la peau, la nettoyer.

I.ʳᵉ Observation. *Dartre squammeuse, humide,
générale.* François Poncet, jeune homme de 19
ans, doué d'un tempérament lymphatique, né de
parens sains et robustes.

Jusqu'à 12 ans, santé parfaite; à cet âge, éruption phlycténoïde confluente qui dure 6 mois;
au bout de ce tems, guérison de la dartre. Le
malade ne jouit pas pourtant d'une santé parfaite; car il ressent des malaises, n'a point d'appétit, éprouve de fréquentes coliques, la diar-
rhée ou des constipations opiniâtres; sa peau
est sèche et rude, son tempérament plus irrita-

ble : il passe cinq années dans cet état. Tout-à-
coup il s'opère un changement remarquable,
les fonctions organiques deviennent plus actives
et plus régulières, et le malade sort de cet état
d'apathie et d'indolence dans lequel il vivait.
Les fonctions de la peau se font avec plus d'activité, mais aussi une éruption de plaques rouges a lieu sur tout le corps avec démangeaison
vive. Cette éruption se convertit en plusieurs
endroits, notamment sur le cuir chevelu, au
visage, à la partie externe des cuisses, en de
larges squammes opaques et d'un gris pâle, qui
tombent et se renouvellent promptement. Le
matin on en recueille du lit du malade plus que
n'en peuvent contenir les deux mains ; et ses
draps sont imprégnés de toute la sérosité icho-
reuse qui découle de toute la surface de son
corps. Prurit intolérable, cuisson, douleur extrême, sur toutes les parties nouvellement, dénudées
qui sont rouges et se couvrent de gouttelettes
transparentes. Les fonctions intérieures se font
très-bien ; le sommeil est troublé par la souf-
france, et par une démangeaison vive qui force
le malade à se gratter de manière à faire couler
le sang de tout son corps. Ce malheureux reste
pendant deux ans dans cette déplorable situation,
son aspect est si hideux qu'il n'y a que les personnes qui le soignent qui puissent l'approcher.

Après l'insuccès de plusieurs traitemens rationnels, on emploie la méthode fumigatoire.

Un bain, chaque jour, de vapeurs humides de sureau, élevé successivement jusqu'à 33 degrés de Réaumur, et dont l'action est prolongée pendant une heure. Pendant l'usage des premiers, accroissement sensible de l'éruption et du suintement. Après la quinzième fumigation, chûte de la grande majorité des croûtes du front et des membres, écoulement séreux beaucoup moins abondant ; les parties dénudées sont d'un rouge pâle et légèrement humectées. Des douches émollientes sont dirigées sur les croûtes du visage et de la tête ; elles provoquent leur chûte en peu de tems. Après un mois de traitement, il ne reste plus dans les endroits que les dartres avaient occupé, que des plaques rouges plus larges, mais semblables à celles que la petite vérole laisse sur la peau, et qui, comme ces dernières, se dissipent au bout d'un certain tems. Le traitement fumigatoire, pendant lequel tous les phénomènes locaux et sympathiques qu'éprouvait le malade, se sont successivement dissipés, et qui a duré environ six semaines, a été terminé, le 3o octobre 182o, et la maladie guérie sans retour. Depuis cette époque, Poncet a joui de la meilleure santé.

II.ᵉ Obs. *Dartre squammeuse sèche.* 27 ans,

forte constitution, la malade est mère de plusieurs enfans sains et vigoureux.

Dartres situées sur le bras droit jusqu'à l'épaule. Emploi long-tems continué des sudorifiques, des *dépuratifs*, des purgatifs, des eaux de Barèges, du soufre à l'intérieur et en topique, des bains liquides hydro-sulfureux, *etc.*, *etc.*, sans amendement sensible. Après avoir usé de ces moyens, pendant deux ans, la malade a recours à la méthode fumigatoire.

Bains de vapeurs aromatiques employés comme moyen préparatoire, suivis de douches émollientes sur les dartres ; au bout de huit jours chûte des squammes : elles reparaissent transparentes et très-minces. Bains de vapeurs par encaissement, afin de rappeler la transpiration cutanée depuis long-tems diminuée. Nouvelle apparition des écailles qui disparaissent en continuant les fumigations. Application de sangsues pour calmer l'irritation de la peau. Douches de gaz hydrogène sulfuré, alternées avec des bains de vapeurs de soufre et de sureau. Retour de la transpiration, diminution de la rougeur de la peau, l'épiderme renaît avec tous les caractères qu'il présente dans l'état normal. Continuation du traitement pendant 37 jours, quoique déjà après un mois la malade fut parfaitement guérie. Elle jouit depuis d'une bonne santé.

III.ᵉ Obs. *Dartre rogoïde.* 36 ans, constitution forte et robuste, profession de boulanger.

Dartre sur la totalité de l'avant-bras avec papulles saillantes et dures, et gerçures dans toutes les directions. Six mois après l'apparition de cette maladie, le malade consulte M. Rapou. Après l'emploi infructueux des bains liquides émolliens, et des douches de même nature, on a recours à la méthode fumigatoire.

Quatre fumigations générales ; la peau devient moite et souple, même dans la partie où siége le mal ; la douleur des gerçures diminue sensiblement. Application de quelques sangsués et usage des douches hydro-sulfurées. Irritation moins vive, couleur presque naturelle de la peau, la maladie persiste cependant. Le malade continue son état, à l'insu du médecin qui le lui a défendu. Interruption du traitement pendant quelques jours, durant lesquels la maladie s'exaspère. Nouvel emploi des douches ; amélioration très-sensible. La maladie persiste encore parce que le malade continue son travail, mais elle guérit parfaitement aussitôt qu'il l'abandonne. Il avait pris 25 douches ; douze auraient suffi si le malade eût été plus docile (1).

IV. Obs. *Dartre croûteuse humide.* 20 ans,

---

(1) Rapou, ouv. cit.

tempérament sanguin, assez forte constitution, parens atteints d'affections dartreuses.

Suppression de la transpiration ; éruption de boutons dartreux, disparition subite de la transpiration, santé languissante. Peu de tems après, apparition de dartres croûteuses humides au pli des grandes articulations, sur les bras, les cuisses, les mains. Emploi infructueux, pendant plusieurs années de tous les *dépuratifs* imaginables, de soufre à l'intérieur, de bains liquides d'hydro-sulfure et de potasse. Usage des eaux de Charbonnière , d'Aix et de Néris, sans le moindre soulagement. L'état du malade s'aggrave, il dépérit sensiblement. Après trois ans de souffrances et de soins inutiles, emploi de la méthode fumigatoire.

Fumigations humides soufrées ; à la troisième , la transpiration est tout-à-fait rétablie ; quelques jours après les croûtes tombent. La partie de la peau où les dartres avaient existé, qui était rugueuse et rouge, reprend au bout de peu de tems, sa couleur et son poli naturel. Après 25 ou 3o fumigations, guérison complète.

V. Obs. *Dartre croûteuse humide.* M.ᵉ R*** de Clermont, enceinte depuis quelques mois.

Dartres croûteuses humides sur différentes parties du corps et notamment sur la figure ; l'accouchement ni l'allaitement n'influent point d'une manière avantageuse sur cette maladie, qui augmente au point de recouvrir presque tout le visage, les épaules et les bras. On propose le traitement par les vapeurs ; cette proposition est agréée par les consultans.

Fumigations humides soufrées, alternées avec les douches hydro-sulfureuses. Pendant le traitement la sécrétion du lait devient manifestement plus abondante ; au bout de 20 jours guérison parfaite.

L'ouvrage de M.ʳ Rapou renferme encore un grand nombre d'observations qu'il serait superflu de citer ; il suffira de dire que toutes prouvent incontestablement la supériorité de la méthode fumigatoire sur les autres méthodes connues, pour le traitement des dartres, puisqu'elle a réussi constamment dans des cas où les autres avaient échoué. elle a sur-tout l'inappréciable avantage, dans les cas où l'humeur dartreuse s'est déplacée, et s'est fixée sur quelque organe interne, de rappeler bientôt l'éruption au dehors, et d'éviter par - là aux malades les plus grands dangers. Combien de maladies graves ne sont-elles pas dues à cette cause, et ne seraient-elles pas guéries par l'emploi méthodique des vapeurs, si on y avait recours plus souvent !

§. VII. *Teigne.*

La teigne attaque particulièrement le cuir chevelu, qu'elle couvre, en partie ou dans toute sa surface, de croûtes tantôt sèches, dures et très-adhérentes, tantôt de consistance molle, humides. Ces croûtes recouvrent des ulcérations plus ou moins profondes, qui laissent échapper une quantité quelquefois très-considérable d'un fluide épais, visqueux, qui irrite, enflamme les parties qui en éprouvent le contact, et déterminent une démangeaison à la quelle les malades ne peuvent résister. Cette maladie semble être quelquefois le résultat d'une dépuration salutaire de la nature, qui, venant à être supprimée par des moyens répercussifs, donne lieu à un dérangement notable de la santé. Dans ces cas particuliers, combien n'a-t-on pas à craindre de l'emploi des moyens ordinaires, qui intervertissent la marche de la nature, changent la direction de ses efforts, les appellent sur d'autres organes, ce qui ne peut se faire sans trouble et sans danger. Par la méthode fumigatoire, au contraire, on aide, on favorise, on active ses mouvemens, et l'on parvient plutôt, dans tous les cas, au but qu'on se propose sans compromettre la vie ou la santé.

On emploie contre la teigne la douche de

vapeur dont on dirige le jet sur le siége du mal.
On se sert d'abord de douches émollientes à
une douce chaleur, puis on les rend plus actives
en augmentant la température, et en les combi-
nant avec d'autres substances. Pour l'administration de cette douche, on fait usage d'une
espèce de casque dont le sommet est ouvert pour
laisser passer le jet de la vapeur, et dont les
ailes garantissent la partie de la tête sur laquelle
la douche ne doit point agir.

OBSERVATION. *Teigne faveuse.* « Le sujet de cette
observation est un jeune garçon de onze à douze
ans, pâle, maigre, faible, élevé dans la plus extrême
indigence. Il fut soumis deux fois au traitement
dit *par la calotte*, moyen empirique, infidèle,
barbare, encore employé à l'Hôtel-Dieu de Lyon,
mais confié, au refus des médecins, à des infir-
mières, qui, par leur peu de soins et leur extrême ignorance, en rendent les succès plus
rares encore. Ce jeune homme portait sur la
bosse pariétale gauche, une croûte dure, épaisse,
oblongue d'avant en arrière, de l'étendue de la
main, de couleur fauve, et offrant une multitude
de dépressions profondes en forme d'entonnoir:
les autres parties de la tête qui avaient été successivement le siége de cette maladie, étaient
presque complètement privées de cheveux. Je
parvins à lui faire procurer une nourriture saine,

une habitation salubre, et me chargeai de son traitement. J'alternai matin et soir les bains de vapeurs par encaissement, dans lesquels la tête était comprise, et les douches locales. Pour aider l'action de ces dernières, je fis dans l'intervalle recouvrir l'exanthème de cataplasmes de riz et de farine de lin. La croûte se ramollit, tomba au bout de huit jours, et laissa à nu un vaste ulcère peu douloureux, à peine humecté d'un fluide sanieux très-épais, et que je fis recouvrir de cérat soufré. Comme il ne changeait pas d'aspect, et que si j'eusse cessé l'usage des vapeurs la croûte se serait indubitablement reproduite, je l'animai au moyen de douches aromatiques à une assez haute température et de lotions hydro-sulfurées. Bientôt il se détergea, les bords s'affaissèrent ; il prit une couleur rose-vermeille ; des bourgeons s'élevèrent de quelques points de sa surface ; la peau se régénéra, s'étendit, et au bout d'un mois de traitement la guérison était complète (1). »

§. VIII. *Gale.*

Pour prouver l'efficacité des fumigations contre la gale, il est inutile de citer des observations ; il suffira de dire que cette méthode est exclusivement employée dans les hospices de Paris et des autres grandes villes de France. Ordinai-

(1) Rapou, ouv. cit.

rement cinq ou six jours suffisent pour faire disparaître une gale ordinaire, et huit ou dix pour guérir la plus invétérée. Ce moyen est commode, peu dispendieux, et offre l'inappréciable avantage de pouvoir désinfecter les habits avant de les remettre. C'est souvent par les *cirons* qui sont restés sur les linges du malade, que la gale se renouvelle et qu'elle se prolonge longtems ; tous les médecins ont été à même de faire une pareille observation.

On commence le traitement de la gale par un ou deux bains généraux de vapeurs émollientes, auxquelles on fait succéder des vapeurs soufrées, sèches ou humides. Ces dernières doivent être préférées dans les cas ordinaires ; parce qu'elles sont moins irritantes, et que le malade peut être exposé plus souvent et plus long-tems à leur action immédiate. Chez les personnes délicates dont la peau est irritée par le soufre, sur-tout dans la gale pustuleuse, on a recours aux vapeurs chargées de gaz hydrogène sulfuré, soit sous forme de bains par encaissement, ou de douches par aspersion. Le traitement peut être terminé par un bain de vapeurs humides. « J'ai recueilli, dit M. Rapou, une foule d'observations de gales très-anciennes chez des personnes de tout âge, de tout tempérament, de constitutions délicates, chez des femmes enceintes, nourrices, *etc.*, auxquelles

quelles on avait vainement opposé les remèdes
ordinaires ; toutes ont cédé en peu de jours à
la méthode fumigatoire. »

Cette méthode a sur toutes les autres méthodes
connues, l'avantage de pouvoir être employée
dans toutes les saisons de l'année, d'éviter le
frottement de la peau avec des pommades grasses
qui l'irritent , y déterminent quelquefois une
éruption de petits boutons très-douloureux,
bouchent les pores de cette membrane , s'op-
posent à la transpiration, fatiguent le malade
par leur emploi, et ne guérissent pas en un aussi
court espace de tems.

§. IX. *Du Scrofule.*

Le scrofule ou écrouelle , est une maladie
principalement caractérisée par l'inflammation
chronique des diverses parties du système lymphatique, et par la formation spontanée d'une
matière blanche qui s'accumule sous forme de
petites masses arrondies qu'on désigne sous le
nom de tubercules. Ces tubercules se placent
dans l'intimité du tissu de nos organes dont
ils amènent la destruction entière ou partielle.

Les bains de vapeurs offrent contre cette
cruelle maladie un secours dont l'éfficacité est
constatée par des praticiens recommandables ,
entr'autres par M.ʳ Biett. Voici comment s'ex-

F

priment, au sujet de ce puissant secours, les auteurs, de l'article *scrofule*, du dictionnaire des sciences médicales. « On obtient des effets vraiment merveilleux de l'immersion dans la vapeur humide, non-seulement chez les scrofuleux, mais dans un grand nombre d'affections telles que le rhumatisme, la goutte, les dartres, les diverses maladies de la peau, les phlegmasies chroniques des viscères, *etc*. Les médecins leur doivent déjà d'éclatans succès. Lorsqu'on y soumet les scrofuleux, on gradue la chaleur de manière à ce qu'elle arrive en peu de minutes à 3o degrés ; alors la peau se couvre de sueur, l'acte de la respiration s'opère avec la plus grande facilité ; le malade est dans un état délicieux, semblable à celui qu'éprouvent les femmes d'Orient, qui prennent souvent et par volupté de pareils bains. Nous nous bornons, ajoutent-ils, à en indiquer l'usage dont nous pouvons garantir l'excellence. »

« J'ai souvent employé, dans les affections scrofuleuses, dit M. Rapou, les bains de vapeurs à l'orientale avec un très-grand succès. J'ai dû les attribuer autant à l'excellence du moyen qu'à la supériorité de mes appareils, qui permettent de les administrer avec beaucoup plus de méthode et de régularité que par les procédés qu'on suit ailleurs ; mais je ne les emploie que comme auxiliaires, à moins qu'on n'administre concurremment la douche d'aspersion sur tout le corps, ou qu'on ne pratique des frictions ou le massage, qui en prolongent et en augmentent l'action ; tandis que les bains par encaissement de vapeurs sèches plus ou moins stimulans, à une température élevée et de courte durée, sont de tous les moyens curatifs le plus énergique qu'on puisse opposer au scrofule, ce que l'on concevra aisément pour peu que l'on réfléchisse aux effets immédiats et consécutifs de ces deux genres de fumigations. »

Les effets locaux du vice scrofuleux, tels que les engorgemens glandulaires, les ulcères, *etc.*, seront combattus par les douches de vapeurs dont la composition et la température varieront suivant le besoin. Toutes les fois que la nature de la douche l'exigera, on garantira les parties voisines de son action à l'aide de conques de gomme élastique qui circonscriront la maladie locale. Il n'est pas de résolutif plus puissant que ce moyen lorsqu'il est méthodiquement employé. Citons quelques exemples à l'appui de ces assertions.

I.re Observation. M. S***, ancien militaire, âgé de 5o ans, maigre, sec, quoique fort et robuste.

Depuis plusieurs années douleurs très-vives dans l'articulation de la cuisse avec la hanche;

mouvemens de plus en plus difficiles et douloureux, enfin nécessité de garder la position
horizontale. Emploi réitéré des douches d'Aix
sans succès. Le malade veut faire de l'exercice
avec des béquilles ; étant debout, il trouve le
membre malade plus long que l'autre. L'usage
de douches de vapeurs continué pendant cinq
semaines a suffi pour sa guérison.

II.e Obs. Jeune garçon de sept ans, portant
depuis plus de six mois un engorgement douloureux et assez considérable de l'articulation
de la hanche avec allongement très-sensible du
membre, dont le mouvement excite de fortes
douleurs le long de la cuisse.

Bain à l'orientale ; pendant l'action du bain
application de sangsues sur le siége du mal. Le
lendemain usage de douches de vapeurs, tantôt
de mauves ou de têtes de pavot, tantôt de sureau,
de vinaigre ou de sulfure de potasse. Au bout
de vingt jours de l'usage de ces moyens, aidés
du repos absolu, guérison parfaite.

Déviations de l'épine du dos. Les déviations de l'é-
pine du dos, sont ordinairement un symptôme de
scrofule et réclament l'usage des bains et douches
de vapeurs. Quoique ces moyens ne soient considérés par un grand nombre de praticiens que comme
un accessoire indispensable du traitement par ex-
tension permanente, cependant l'expérience prou-

ve que quelquefois ils peuvent être employés comme moyen essentiel de guérison. « Peu, très-peu
de déviations récentes, dit M. Rapou, résistent
à l'emploi de la méthode fumigatoire continuée
pendant un certain tems. Si quelques difformités
de l'épine, et sur-tout les déviations anciennes
ne lui cèdent pas, du moins par son influence
elles cessent de faire des progrès. »

Cette affection guérit plus facilement chez les
jeunes personnes d'une bonne constitution, qui
n'ont aucune prédisposition maladive, et avant
l'époque menstruelle, que chez celles qui se
trouvent dans les circonstances contraires.

Ire Observation. Demoiselle âgée de 13 ans,
d'un tempérament sanguin, et bien constituée.

Depuis six mois, déviation de la région dor-
sale de l'épine, courbure assez considérable qui
soulève l'épaule de la malade, et fait successivement de nouveaux progrès malgré l'usage de
moyens mécaniques et de remèdes excitans.
Cessation de tous ces moyens ; emploi de la
méthode fumigatoire.

A la 24.e douche la courbure paraît à peine,
l'élévation de l'épaule est à peine sensible ; douches et fumigations générales, continuées pendant quinze jours encore, et disparition complète
de la maladie.

IIe Obs. Demoiselle âgée de douze ans, ayant

de l'embonpoint et paraissant jouir d'une bonne
constitution.

Depuis 18 mois triple déviation de l'épine ;
saillie et augmentation très-sensible de l'épaule
droite et de la hanche gauche. Pendant une
année entière emploi de plusieurs moyens rationnels sans aucun succès. La méthode fumigatoire
procure une guérison complète. Je pourrais
multiplier les citations si la nature de ce travail
me le permettait.

Phthisie pulmonaire. Les indications qui se
présentent à remplir dans la phthisie consistent
à diminuer l'irritation du poumon, et à opérer
une révulsion en activant les fonctions de la
peau, en excitant son irritabilité. La méthode
fumigatoire peut remplir ce double but, et favoriser ainsi l'action des remèdes ordinaires dont
elle est un puissant auxiliaire. Dans quelques
circonstances, elle peut, même, devenir le moyen
essentiel de traitement ; telles sont celles où la
phthisie est le résultat de la suppression ou du
déplacement d'une irritation cutanée, dartreuse,
rhumatismale, *etc.*

Employées dans cette intention, les vapeurs
doivent être dirigées sur la muqueuse bronchi-
que ou sur la peau. Les premières doivent être
émollientes ou légèrement aromatiques selon les
cas, toujours humides et à une douce tempéra-

ture. Les secondes doivent varier suivant l'indication que l'on a à remplir. On les administre le plus souvent sous la forme de demi-bain dont on élève successivement la température à un degré convenable pour opérer une révulsion.

Ire Observation. *Catarrhe pulmonaire chronique.* Mlle F***, âgée de 20 ans, faible, maigre, d'une très-haute taille, offrant, avec tous les principaux caractères qui constituent la disposition à la phthisie, une grande paleur jointe à une sorte de rudesse et une sècheresse extrême de la peau.

Rhumes et catarrhes pulmonaires fréquens pendant l'enfance. A l'époque de la puberté, péripneumonie très-grave qui laisse à sa suite une petite toux sèche ; dysmenorrhée. Usage des adoucissans, du lait d'ânesse, *etc.*, *etc.*, continués pendant long-tems sans succès. Progrès croissans de la maladie ; toux plus forte, crachats plus épais, point de transpiration, peau sèche. M. Pelletan fils, pendant un séjour qu'il fait à Lyon est chargé du soin de la malade et conseille les bains de vapeurs.

Fumigations humides aromatiques à mi-corps ; dès les premières, amélioration, état de bien-être jusqu'alors inconnu ; retour de la transpiration, diminution de la toux, expectoration moins abondante et plus facile. Bains humides

F 4

par encaissement jusqu'au cou, puis composés
de vapeurs humides soufrées. Un traitement de
quarante jours environ, pendant lequel la malade a pris trente-cinq bains de vapeurs, et pour
tous remèdes auxiliaires quelques calmans et
des boissons adoucissantes, a suffi pour la guérison complète.

II.ᵉ Obs. Demoiselle de 17 ans, ayant joui d'une
santé parfaite jusqu'à neuf ans. A cette époque
éruption croûteuse à la tête. Suppression brus-
que de cette éruption, et par suite perte de l'embonpoint et grande susceptibilité aux affections
catarrhales. Menstruation facile et régulière dès
l'époque ordinaire ; bientôt après rhume opiniâ-
tre, toux sèche et fréquente qui se continue
long-tems ; chaleur vive sous le sternum, sentiment de gêne et de resserrement dans la poitrine,
difficulté de respirer. La maladie fait toujours
des progrès ; les moyens ordinaires ne procurent
aucun soulagement ; faiblesse, maigreur extrême.
Recours à la méthode fumigatoire.

Bains de vapeurs aromatiques par encaissement jusqu'au cou ; soulagement sensible dès les
premières fumigations. Au bout d'un mois de
leur usage, disparition de tous les symptômes
de la maladie de poitrine. Les mêmes bains sont
continués pendant deux mois encore, mais seulement de deux jours l'un. Retour de l'embonpoint, de la fraîcheur, et santé parfaite.

III.ᵉ Obs. M.ᵉ F***, âgée de 23 ans, d'un tempérament lymphatique-sanguin et d'une assez
forte constitution.

Convalescence pénible à la suite des couches;
retour des menstrues sans amélioration sensible
de l'état de la malade. Développement rapide
de tous les symptômes du premier degré de la
phthisie ; la malade présente les phénomènes
suivans : quintes de toux très-fatigantes, crachats
purulens et sanguins assez abondans, malaise,
agitation, insomnie, dégoût, perte de l'appétit,
maigreur, sècheresse de la peau. Usage des adoucissans, des révulsifs sans le moindre soulagement. La malade ne peut supporter ni le lait
d'ânesse, ni les boissons mucoso-sucrées, et les
rejette aussitôt après les avoir avalées. On se
décide à employer la méthode fumigatoire.

Bains à l'orientale aidés de frictions sur la
peau ; soulagement prompt ; une douce transpiration s'établit ; le lait d'ânesse et les boissons
calmantes ne sont plus rejetées. Continuation
de ce moyen pendant vingt jours ; retour de la
santé après cette époque.

§. X. *De la siphilis.*

Dans cette maladie, les bains de vapeurs peuvent être employés comme moyen essentiel de
traitement ou comme moyen accessoire. Dans

ce dernier cas, on peut faire usage de plusieurs
sortes de vapeurs : dans le premier, on se res-
treint aux fumigations mercurielles. « L'expérience qui a seule le droit de réclamer contre
les méthodes thérapeutiques, ou de décider en
leur faveur, a depuis long-tems constaté les
avantages du mercure en vapeurs dans le traitement de la siphilis (1). »

Sur la fin du dernier siècle, elles furent
employées avec le plus grand succès par Lallouette, docteur régent de la faculté de médecine
de Paris, qui a publié, dans un ouvrage imprimé
par ordre du Roi, une foule d'observations de
maladies vénériennes rebelles à tous les autres
moyens et guéries par cette méthode. Il y a
joint d'excellens préceptes, et les meilleures
règles qu'on ait encore prescrites sur son usage.

La fumigation mercurielle (voyez page 18.)
se donne toujours à une douce température,
parce qu'alors la peau se trouve placée dans
les conditions les plus favorables à l'absorption.
Sous cette forme le mercure est présenté à toute
la surface du corps à la fois, sans aucun mélange
qui puisse altérer son action, et s'introduit par
tous les pores cutanés. Sur la fin de la fumigation, en élevant la température, on provoque

---

(1) Rapou, ouv. cit.

une sueur plus ou moins abondante. C'est à cet effet, autant qu'à l'action dérivative du bain, qu'on doit attribuer l'avantage qu'a cette méthode d'éviter l'accident de la salivation.

Ire OBSERVATION. « Un mois après avoir été guéri d'une gonorrhée qui avait été très-méthodiquement traitée, M.^r B***, âgé de 60 ans, et d'une assez forte constitution, fut atteint, sans s'être exposé à une nouvelle infection, d'un très-grand nombre de pustules entre les fesses, à la partie supérieure et interne des cuisses, et de plusieurs ragades à la marge de l'anus. Il a pris quinze fumigations sèches de cinabre; à la huitième, ces symptômes étaient entièrement disparus ; il n'a fait usage d'aucun autre remède et depuis près de trois ans il jouit de la meilleure santé (1). »

IIe OBS. M. C***, Jeune homme d'une complexion frêle et débile et d'un tempérament nerveux.

Depuis quelques années affection siphilitique avec exostoses très-douloureuses et d'un volume énorme sur chaque jambe. Le malade ne peut plus supporter le mercure sous quelque forme que ce soit. L'emploi long-tems continué des sudorifiques ne produit aucun amendement.

(1) Rapou, ouv. cit.

Les douleurs deviennent insupportables, et le malade a recours aux bains de vapeurs.

Bains de vapeurs émollientes, par encaissement jusqu'au cou et douches de vapeurs sédatives sur les jambes ; diminution sensible de la douleur après le troisième bain. Fumigations de cinabre et d'opium unies aux vapeurs humides. Au bout de vingt-quatre jours les douleurs sont entièrement calmées, et les exostoses réduites au tiers de leur volume. M. C*** jouit depuis ce tems de la meilleure santé.

III.e Obs. « Un jeune homme de 28 à 30 ans, d'un tempérament éminemment sanguin, portant sur toute la peau de petits ulcères vénériens indolens, et entre les doigts des mains et des pieds des gerçures profondes qui avaient résisté à plusieurs traitemens, vint enfin, en 1821, réclamer les secours de la méthode fumigatoire. Après quelques bains de vapeurs sèches de cinabre, les ulcères devinrent plus rouges, légèrement douloureux, et le malade, étant dans une sorte de disposition inflammatoire, nous prescrivîmes une saignée du bras ; dès le surlendemain nous reprîmes l'usage des fumigations de cinabre, unies à la vapeur humide de mauve et de sureau. Vingt-quatre fumigations, prises dans l'intervalle d'un mois, ont suffi pour guérir ce jeune homme qui depuis s'est marié et n'a pas ressenti la plus légère incommodité (1). »

Il serait facile de citer un grand nombre de faits de ce genre si la nature de ce travail le permettait.

Les maladies vénériennes peuvent exister concurremment avec toutes les maladies chroniques. les remèdes qu'exigent la plupart de ces complications peuvent être employés sans que les fumigations nuisent de la moindre manière à leurs effets. Elles sont le plus souvent, dans ce cas, un puissant auxiliaire, et quelquefois même le moyen qui contribue le plus puissamment à la guérison.

Lorsque les dartres coexistent avec la maladie vénérienne, on trouve dans les fumigations de cinabre le remède le plus efficace qu'on puisse opposer à cette double affection, puisque le cinabre est un composé de soufre et de mercure, deux spécifiques, l'un des affections cutanées, l'autre de la siphilis.

Dans ses complications avec le scrofule, avec le rhumatisme, les vapeurs mercurielles et aromatiques remplissent l'indication que présente chacune d'elles.

_____

(1) Rapou, ouv. cit.

§. XI. *Névralgies.*

La méthode fumigatoire a été opposée aux névralgies avec des succès variés ; sur six malades traités par M. Rapou du tic douloureux de la face, trois ont été complètement guéris ; Deux autres n'ont éprouvé qu'un soulagement momentané. Chez le sixième, les vapeurs sont restées sans effet, de même que l'opération que le malade subit un mois après avoir cessé le traitement fumigatoire.

Sur trois cas de névralgie frontale et maxillaire qu'a traité le même auteur, deux ont complètement cédé aux douches de vapeurs.

Les douleurs cubitales, ischio-scrotales, plantaires, *etc.*, ainsi que les névralgies anomales, résistent rarement à l'emploi méthodique et soutenu des bains et douches de vapeurs.

On emploie contre les névralgies les douches de vapeurs sédatives à une très-douce température. Lorsqu'elles ont leur siége aux nerfs du tronc ou des membres, on associe aux douches les bains à l'orientale ou par encaissement afin d'augmenter l'action de tout le système cutané, et détourner la fluxion locale. On peut aussi faire concourir au même but les frictions sur la peau : l'usage de ces moyens doit être continué long-tems.

La méthode fumigatoire a encore été opposée
avec succès à plusieurs autres maladies nerveuses telles que la chorée ou danse de St.-Guy,
l'hypochondrie , l'hystérie, l'épilepsie. Relativement à cette dernière maladie, les bulletins de
la société médicale d'émulation, pour le mois de
juin 1823, contiennent le passage suivant : «M.
Huffeland, de Berlin, a publié douze cas de
l'emploi des fumigations narcotiques contre des
épilepsies presque toutes récentes, dont une
était compliquée de danse de St.-Guy, et une
autre de manie. Les fumigations ont échoué sur
cinq malades ; chez un sixième , elles ont diminué considérablement la fréquence et l'intensité
des accès ; chez un septième la guérison est restée
douteuse. Les cinq autres ont été complètement
guéris.

« Les fumigations ont été administrées dans
des boîtes fumigatoires ordinaires, avec six onces
de jusquiame et autant de belladona, auxquelles, dans l'intention d'augmenter l'effet, on
a quelquefois ajouté dix à douze grains d'opium.
Ces médicamens légèrement humectés , ont été
placés sur une plaque de tôle rougie et ont été
évaporés lentement. Chaque fumigation durait
quinze minutes. »

§. XII. *Asphyxie.*

Les bains de vapeurs peuvent être employés contre cette maladie dans l'intention de ranimer et de conserver la chaleur animale et l'action de la peau. M. le professeur Chaussier les a déjà fait employer avec succès contre l'asphyxie des noyés. M. le docteur Guilbert a vu dans un hospice de Francfort-sur-le-Mein , un appareil particulier destiné à cet usage , et qui peut être comparé à une étuve sèche. Voyez dictionnaire des sciences médicales , article *bain.*

§. XIII. *Paralysie.*

La paralysie, lorsqu'elle est essentielle , et qu'elle n'est point l'effet d'une maladie actuellement existante, est efficacement combattue par la méthode fumigatoire.

« Depuis la découverte des appareils par encaissement, les praticiens les plus recommandables ont singulièrement préconisé l'usage des bains de vapeurs contre la paralysie ; et les médecins qui ont écrit sur cette maladie, après avoir fait justice de tous les moyens , et notamment des eaux minérales et des bains sulfureux liquides, qu'on n'employait auparavant que parcequ'on n'en connaissait pas de plus efficaces, proposent les fumigations sulfureuses comme le

remède

remède par excellence, le seul sur l'action duquel on puisse réellement compter (1). »

I.ʳᵉ OBSERVATION. M. B***, âgé de trente ans,
d'une constitution délicate.

A la suite d'une maladie aiguë très-grave,
paralysie complète des membres abdominaux et
des deux avant-bras. La maladie essentielle est
guérie depuis plusieurs mois, et l'emploi de
tous les moyens propres à ranimer l'action des
nerfs, reste sans succès. On a recours aux bains
de vapeurs.

Usage de vapeurs sèches soufrées sur les
parties malades, qui sont seules renfermées dans
l'appareil ; réaction : la peau devient rouge et
chaude ; fourmillement aux jambes et aux
avant-bras. Le tact et la force motrice reparaissent par degrés. A la douzième fumigation, le
malade marchait seul ; et, au bout de 17 jours
de traitement, sans le secours d'aucun moyen
auxiliaire, il avait entièrement recouvré le sentiment et le mouvement (2).

II ᵉ OBS. M.ᵉ L***, âgée de 23 ans.

Paralysie de la cuisse et de la jambe droite
à la suite d'une péritonite puerpérale. Progression impossible : durée de cet état pendant cinq
mois. A cette époque dépérissement très-marqué,

---

(1) Rapou, ouv. cit.
(2) Rapou, page 353.

G

faiblesse extrême, sensibilité vive à l'épigastre ›
ventre dur , digestions laborieuses, pâleur et
sècheresse extrême de la peau, immobilité absolue du membre abdominal droit qui est infiltré
et garde l'impression du doigt. Susceptibilité
morale et nerveuse très-grandes. Usage de
remèdes èxcitans, application de cautères et de
vésicatoires ; point d'amélioration. La malade est
confiée aux soins de M. Rapou.

Régime doux, suppression des exutoires ; au
bout de dix jours, digestions plus faciles ; la malade se sent plus forte. Deux bains à l'orientale
de vapeurs aromatiques , frictions sur tout le
corps ; ensuite usage de bains de vapeurs soufrées à mi-corps, et douches aromatiques pro-
menées sur tout le membre paralysé , d'abord
une, puis deux fois par jour. Au bout de huit
jours transpiration rétablie, disparition des symptômes de l'embarras gastrique ; légers mouvemens dans le membre paralysé, qui deviennent
progressivement plus étendus ; cinq semaines
après, guérison complète.

III. Obs. F. S***, âgé de 42 ans, fort, robuste,
tempérament athlétique, porte-faix de profession.

Depuis plusieurs années, large dartre sur une
cuisse ; disparition de cette dartre par l'emploi
des répercussifs ; bientôt après pesanteur extraordinaire dans les muscles abdominaux, dif-

ficulté de marcher, diminution de la sensibilité, puis perte absolue du sentiment et du mouve-ment. Emploi des excitans cutanés de toute espèce, deux moxas ; toniques et excitans à l'intérieur prodigués sans succès. Après plusieurs mois de souffrances, le malade a recours à la méthode fumigatoire.

Deux bains entiers de vapeurs hydro-sulfurées, puis fumigations sèches à mi-corps , frictions avec la pommade d'Autenrieth sur la partie qui avait été le siége de la dartre. A la deuxième fumigation, sensibilité vive du membre à l'impression de l'air et au toucher ; légers mouve-mens : la pommade détermine son éruption ordinaire , on en cesse l'usage. A la quinzième fumigation, la dartre reparaît sous forme de petites vésicules , donnant issue à une sérosité roussâtre qui se concrète par l'action de l'air, forme des croûtes qui tombent et se renou-vellent bientôt après. A la vingtième fumigation paralysie entièrement guérie ; continuation du traitement pendant huit jours encore, disparition de la dartre sans retour.

IV. Obs. « Une femme d'environ 40 ans, avait le bras gauche atrophié, réduit tout au plus au tiers de son volume , exécutant des mouvemens très-bornés , et absolument privé du sentiment ; la peau qui le recouvrait était sèche et rugueuse.

G 2

Une tumeur lymphatique de l'articulation sca-
pulo-humérale, très-volumineuse, et de cause
traumatique qui l'avait occasionnée, était entièrement dissipée depuis plusieurs mois ; et l'atro-
phie, loin de diminuer, faisait tous les jours
de nouveaux progrès sous l'influence des remèdes
qu'on employait pour la combattre. Les douches
aromatiques furent dirigées sur le trajet du
nerf brachial ; à la cinquième, la malade ressentit
un fourmillement, une sorte de crampe dans
la main et l'avant-bras ; la sensibilité se déve-
loppa successivement ; bientôt elle put exercer
tous les mouvemens avec facilité ; la force revint
dans la même proportion, et au bout de trente
jours elle fut guérie. Deux mois après ce traitement, le bras avait repris sa couleur naturelle (1). »

§. XIV. *Hydropisie.*

Le raisonnement et l'expérience prouvent
l'efficacité des bains de vapeurs contre l'hydropisie. Est-elle occasionnée par une suppression
de transpiration ? on parvient plus facilement à
rétablir l'exhalation cutanée par ce moyen que
par tout autre. « Dans l'état d'inertie où est la
peau, dit M. Itard, qui a employé les vapeurs
avec le plus grand succès contre l'hydropisie,

---

(1) Rapou, ouv. cit.

ses relations avec l'estomac sont rompues ; ce n'est donc pas par cet organe qu'on peut agir sur celui de la transpiration ; il faut le stimuler directement par des applications immédiates. Les moyens qui peuvent mieux remplir le but sont les bains de vapeurs, les fumigations acéteuses, l'étuve sèche. » (Dict. des scien. méd. tome 22, p. 4¹5.) Peut-on opposer à cette maladie, déterminée par une phlegmasie, avec ou sans éruption cutanée, un révulsif plus puissant et plus rationnel ? Lorsqu'elle peut être attribuée à l'atonie des exhalans et même de tout le système, opérera-t-on par d'autres méthodes une excitation générale plus énergique et plus directe ?

Ce n'est point une seule espèce de vapeur, employée sous la même forme, qui peut convenir dans tous les cas. Tantôt c'est aux bains à l'orientale qu'il faut recourir, tantôt à ceux par encaissement de vapeurs humides ou sèches plus ou moins excitantes ; d'autres fois aux douches locales ou d'aspersion.

I.ʳᵉ Observation. *Anasarque*. M. M***, jeune homme des environs de Lyon, d'un tempérament sanguin et d'une bonne constitution.

Accès de rhumatisme fréquens se terminant par d'abondantes sueurs. Un de ces accès ne se termine pas comme les autres ; la sueur n'a pas lieu, les douleurs se continuent ; elles se dissipent tout-à-fait après l'apparition d'une anasarque. Usage infructueux des eaux d'Aix , et de tous les moyens ordinaires employés près d'un an sans le moindre succès. Le malade a recours a la méthode fumigatoire. Il est à cette époque dans l'état suivant : engorgement de tout le corps, excepté de la face , plus considérable aux cuisses et au scrotum ; existence d'une hydrocèle ; progression impossible. La peau est tendue et brillante ; l'engorgement garde l'impression du doigt. On est obligé de pratiquer des mouchetures pour empêcher la rupture spontanée de cette membrane. Les fonctions digestives ne sont pas sensiblement troublées.

Bains de vapeurs sèches aromatiques ; ils irritent trop le malade ; on leur substitue les vapeurs de sureau ; frictions après le bain. Calme très-sensible , retour de la transpiration ; elle augmente tous les jours et persiste dans les intervalles des fumigations : diminution progressive de l'engorgement qui est entièrement dissipé le vingtième jour. L'hydrocèle moins volumineuse persiste encore, et est accompagnée d'un peu d'engorgement au scrotum. Continuation du traitement pendant dix jours , usage de douches hydro-sulfureuses sur le scrotum. Au bout de ce tems guérison complète.

Le journal de médecine de Sédillot contient

une observation analogue qui y a été consignée par M. Faye.

Les bains de vapeurs ont été employés avec succès contre l'hydrocéphale aiguë. M. Itard avoue dans le volume cité du dictionnaire des sciences médicales, qu'il a obtenu plus de succès par ce moyen que par tout autre. Avant lui, Hunter les avait également employés avec avantage dans ce même cas. On n'en a pas encore fait usage comme moyen essentiel de traitement dans l'hydrothorax ; comme moyen accessoire, ils ont parfaitement secondé l'action des autres remèdes. Enfin, M. Rapou cite plusieurs observations qui constatent leur efficacité dans l'hydropisie ascite et l'hydrocèle. Entr'autres observations qu'il rapporte, je citerai la suivante.

« Un jeune homme de 25 ans, d'un tempérament lymphatique, d'une constitution débile, et qui avait eu déjà plusieurs maladies vénériennes, était affecté, depuis plusieurs mois, d'une hydrocèle occasionnée et entretenue par une inflammation chronique du testicule. Comme il n'y avait pas long-tems que son dernier traitement avait été terminé, le médecin qui le dirigeait crut devoir lui faire administrer les fumigations de cinabre alternées avec les douches aromatiques sur le scrotum. L'usage de ce moyen a été régulièrement continué pendant un

mois ; alors ce jeune homme avait acquis beaucoup de force et de vigueur, et l'hydrocèle était
entièrement dissipée. »

§. XV. *Maladies de l'appareil circulatoire.*

On a craint que la méthode fumigatoire ne
fut nuisible aux maladies de l'appareil circulatoire, sur-tout aux anévrismes du cœur et des
artères, aux différentes espèces d'hémorragies,
et l'on s'est abstenu de la proposer dans ces
cas. Je crois que cette réserve, qui est indiquée
par le raisonnement, doit être strictement imitée:
il est pourtant quelques exceptions. Ainsi, par
exemple, on a traité avec succès par la méthode
fumigatoire des palpitations dépendantes de la
répercussion d'une maladie cutanée, de la suppression du flux menstruel.

Dans toutes les maladies dépendantes de la
suppression du flux menstruel, ou dans lesquelles
cette suppression est un des principaux symptômes, il est essentiel de rétablir cet écoulement
périodique. Pour obtenir ce résultat, on a ordinairement recours à l'emploi de certaines dro-
gues très-irritantes, qu'on décore du titre pompeux
de médicamens emménagogues, lesquelles produisent souvent les effets les plus fâcheux sans
influer sur le retour de l'écoulement. Elles sont
sur-tout nuisibles lorsqu'il existe une irritation
de la matrice ou de quelque organe essentiel
à la vie, parce qu'elles aggravent l'état du malade,

et rendent la guérison difficile ou même impossible. On sait combien est infidèle un autre
moyen plus rationnellement indiqué, je veux
parler de l'application des sangsues dans les
parties voisines de l'utérus ou sur l'utérus lui-
même. Cette évacuation sanguine artificielle, s'op-
pose, il est vrai, à la pléthore utérine, mais ne
rend pas à l'organe cette énergie vitale, cette
action spéciale par laquelle le flux menstruel
est produit et sans laquelle on ne peut espérer
que des résultats secondaires. Les sangsues peuvent même devenir nuisibles lorsque l'aménorrhée
reconnaît d'autres causes qu'une inflammation.

On remplit plus facilement, et sans aucune
crainte de nuire, l'indication dont il s'agit par
l'usage de bains de vapeurs à mi-corps, qu'on
peut composer avec des substances aromatiques,
excitantes, narcotiques, émollientes, suivant la
cause qui a produit la maladie ou qui l'entretient.

« Quelques jeunes personnes hystériques et
un grand nombre de celles affectées de ce que
l'on nomme vulgairement *pâles couleurs*, auxquelles on avait vainement administré les autres
moyens de l'art, ont été plus ou moins promptement guéries par la méthode fumigatoire qu'on
emploie aussi très-efficacement dans les cas de
menstrues laborieuses, dont elles favorisent ou
régularisent presque toujours l'écoulement (1). »

(1) Rapou, ouv. cit.

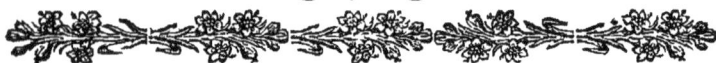

TROISIÈME PARTIE.

DE MON ÉTABLISSEMENT FUMIGATOIRE.

A. DISPOSITIONS RELATIVES A LA SALUBRITÉ.

SITUÉ dans la partie élevée de la ville, mon établissement fumigatoire réunit toutes les conditions favorables à la salubrité. J'ai fait ménager dans tous les points les moyens de renouveler l'air, et de chasser au dehors les vapeurs et l'excès de chaleur. Les chambres des bains sont élevées du sol et aboutissent toutes, d'un côté à un jardin spacieux, de l'autre à de larges corridors, qui, au besoin, peuvent laisser pénétrer des courans d'air plus que suffisans pour obtenir, en peu de tems, le renouvellement entier de l'atmosphère. Ce qui contribue sur-tout à l'assainissement de ces chambres, c'est l'isolément des fourneaux qui sont dans un appartement séparé. Le jardin qui se trouve placé au devant du local des bains, concourt puissamment au même but, et donne en même tems aux malades l'avantage de pouvoir se promener en plein air sans sortir de l'établissement, dont le séjour devient par cela même plus agréable.

Je possède tous les appareils qui ont rapport
à l'administration des vapeurs simples et médicamenteuses. Je puis administrer des bains généraux d'étuve et à l'orientale, des bains par encaissement jusqu'au cou, à mi-corps ou d'un
seul membre, ainsi que toute espèce de douche.
Je vais donner quelques détails sur le mode
d'administration de ces bains.

B. Mode d'administration des bains généraux.

Les bains généraux de vapeurs seront administrés dans un cabinet spécial, hermétiquement
fermé, qui constitue une espèce d'étuve où la
vapeur se répand à l'aide d'un appareil qui sert
également à l'administration de la douche. Ce
cabinet est bien aéré et d'une dimension de sept
pieds en carré, ce qui est suffisant pour un
établissement public, où, d'après les règles de
la décence et nos habitudes sociales, on ne
rencontrerait pas souvent plusieurs personnes
qui voulussent s'y placer ensemble. Le tuyau
qui y apporte la vapeur d'une chaudière placée
dans un autre appartement, s'ouvre dans un
récipient où se placent les substances dont on
veut composer le bain, et dont l'ouverture,
surmontée d'un autre tuyau mobile, se trouve
à la hauteur d'un siége ordinaire afin d'en rendre
le service plus commode, et au milieu du cabinet
pour que la vapeur se répande facilement et

avec plus de promptitude dans tous les points.'
Une soupape laisse échapper à volonté la vapeur
de l'appartement, et sert ainsi, soit à la renouveler, soit à l'évacuer en partie ou entièrement.
Les tuyaux sont armés de robinets qui permettent d'augmenter ou de diminuer le courant de
la vapeur, et d'en régler la température qui est
indiquée par un thermomètre placé dans l'intérieur de l'appartement.

Lorsque le malade fera usage d'un pareil
bain, il sera placé commodément sur un lit de
canne, et entouré d'un courant perpétuel de
vapeur qui agira sur toutes les parties du corps
à la fois. Au bout de demi-heure, trois quarts
d'heure au plus, la fumigation doit être terminée.
Le malade se reposera alors dans un lit chaud,
et le servant lui fera des frictions avec une
brosse de santé ou des gands de laine si on le
juge nécessaire.

Dans le bain d'étuve on respire la vapeur
dont on est entouré : aussi ne sera-t-il administré,
sous cette forme, que les vapeurs simples ou
composées de substances qui ne puissent point
nuire à la respiration ; la température de ces
bains ne sera jamais portée au delà de trente
degrés, thermomètre de Réaumur.

C. Mode d'administration des bains par encaissement.

Les bains par encaissement sont administrés dans des espèces de boîtes dans lesquelles lês malades peuvent être renfermés en totalité, la face exceptée, ou jusqu'au milieu du corps; on peut même n'y plonger qu'un seul membre. On reste exposé ainsi, pendant un tems déterminé, à l'action de la vapeur dont la température, qui n'est élevée que par degrés, est indiquée par un thermomètre placé au haut de la boîte, et qui pénètre dans l'intérieur. Avec cet appareil le malade respire l'air atmosphérique, et l'on peut former la fumigation des vapeurs les plus excitantes et les plus expansibles, sans crainte d'irriter le poumon : quelle que soit la composition du bain, on peut en régler la température à volonté.

Il existe dans mon établissement plusieurs de ces boîtes ou appareils. L'une d'entr'elles est destinée à administrer des vapeurs sèches, sans mélange de vapeurs humides ; les autres, principalement destinées aux vapeurs humides, peuvent recevoir en même tems des vapeurs sèches. Le foyer destiné à fournir la vapeur dans les caisses, est hors du cabinet où elles sont placées. Le malade peut entrer dans la boîte tout couvert; on peut lui ôter son linge quand il y est renfermé, et le lui donner avant qu'il en sorte. La vapeur ne l'entoure qu'après qu'il y est commodément assis et exactement renfermé ; elle est évacuée avant qu'il en sorte, de façon qu'il ne peut jamais être incommodé par l'odeur qu'elle répand : on peut faire succéder une vapeur à une autre, sans qu'il s'en aperçoive.

D. ADMINISTRATION DE LA DOUCHE.

La douche s'administre à l'aide de l'appareil déjà indiqué pour les bains à l'orientale, seulement on fixe au couvercle du récipient un tuyau d'une certaine longueur, qui, au moyen de trois genouillères, peut exécuter tous les mouvemens possibles. On dirige le syphon contre la partie que l'on veut doucher, on ouvre le robinet, et la vapeur sort avec beaucoup de force. On prolonge plus ou moins la douche qu'on peut donner dans toutes les directions possibles, c'est-à-dire, descendante, ascendante, latérale, et qu'on suspend de tems en tems si on le juge convenable. On garantit les parties voisines de celles que l'on veut doucher à l'aide de conques en gomme élastique de plusieurs formes.

E. Dispositions particulières.

Mon établissement sera ouvert au public, tous les jours, mais seulement à des heures fixes, pendant lesquelles je m'y rendrai pour diriger l'emploi des vapeurs. Depuis le premier avril jusqu'au premier octobre, on pourra prendre des bains, le matin, de huit heures jusqu'à onze, et le soir, de trois heures jusqu'à six. Durant les autres six mois de l'année, on pourra se rendre à l'établissement depuis une heure de l'après midi jusqu'à cinq heures. Si l'on désire prendre des bains à d'autres heures que celles que je viens d'indiquer, on devra me prévenir à l'avance, et je ferai tout mon possible pour y assister. J'ai dû nécessairement donner des heures fixes, afin d'avoir tout le tems nécessaire pour visiter mes malades en ville, et leur continuer les mêmes soins que je leur ai donnés jusqu'ici.

Afin d'être aussi utile que possible aux malades, et pour que les traitemens commencés ne subissent pas d'interruption, lorsque par quelque raison majeure je ne pourrai me rendre à l'établissement, je me suis adjoint M. Vilaceca, officier de santé, avec lequel je suis lié depuis longtems d'amitié : le mérite de ce jeune homme est aujourd'hui suffisamment reconnu, pour qu'on puisse lui accorder toute confiance. Nous avons étudié ensemble, pendant long-tems, la médecine atmidiatrique qu'il connait comme moi dans tous ses détails.

Les malades qui auront l'intention de faire usage de bains de vapeurs, peuvent être assurés qu'on observera avec la plus scrupuleuse attention tout ce que la décence prescrit. Les personnes du sexe seront soignées par une femme intelligente, depuis long-tems habituée à prodiguer ses soins à des malades ; d'ailleurs l'avantage de pouvoir quitter et reprendre ses habits dans la baignoire même, lorsqu'elle est déjà fermée, suffit pour rassurer les plus timides.

Toutes les fois qu'un malade se présentera à nous pour faire usage de vapeurs, nous lui indiquerons la manière dont il doit s'y préparer , le régime qu'il lui sera convenable de suivre pendant leur emploi , les précautions à prendre avant et après le bain , *etc.*

S'il est des malades qui désirent être soignés par leurs médecins particuliers, on s'empressera de seconder leurs intentions, en mettant l'établissement à leur disposition, à l'heure qu'ils auront choisie pour l'administration des vapeurs. M. Vilaceca demeurera alors chargé de surveiller le service des appareils.

Les

Les malades qui désireront séjourner dans l'établissement, ou qui devront y séjourner par la nature même de leurs maux, y trouveront un logement commode et agréable, dans une exposition avantageuse. Ils y seront soignés à peu de frais par des garde-malades intelligens; en un mot, ils y trouveront tout ce qui sera nécessaire pour favoriser la réussite du traitement.

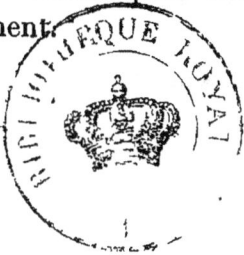

FIN.

H

TABLE

ALPHABÉTIQUE DES MATIÈRES.

FIN DE LA TABLE.

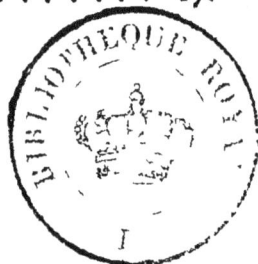

www.ingramcontent.com/pod-product-compliance
Lightning Source LLC
Chambersburg PA
CBHW071216200326
41519CB00018B/5542